Tiedemann

Stillen & Schlemmen

Frauke Tiedemann

Stillen & Schlemmen

Geheimnisse und zahlreiche leckere Rezepte

Mit Bildern von Dirk Tiedemann

GOLDEGG VERLAG

Der Verlag und seine Autoren sind für Reaktionen, Hinweise oder Meinungen dankbar. Bitte wenden Sie sich diesbezüglich an verlag@goldegg-verlag.at.

ISBN: 978-3-901880-23-0

Mommsengasse 4/2
A-1040 Wien
Telefon: +43 (0) 1 5054376-0
E-Mail: office@goldegg-verlag.com
http://www.goldegg-verlag.com

Lektorat: Goldegg Verlag GmbH
Satz und Herstellung: Goldegg Verlag GmbH
Fotos: Photo Grafic Art Design, Dirk Tiedemann
Druck: CPI Moravia Books

Vorwort

Sie fragen sich bestimmt, warum sich eine Hebamme die Mühe macht, Rezepte zu entwickeln um zu testen, ob sie Blähungen oder Wundsein hervorrufen. Und warum hat diese Hebamme ihr Wissen dann auch noch in einem Buch zusammenfasst?

Um das zu erklären, muss ich ein wenig weiter ausholen: Anfang der 90er Jahre begannen in einigen deutschen Bundesländern Hebammen wieder mit ihrer Nachsorgetätigkeit – und so auch ich. Die ganzheitliche Nachsorge umfasst unter anderem die Beratung, Unterstützung und Begleitung in der Zeit nach der Geburt. Das betrifft die Kontrolle der Rückbildungsvorgänge, die Überwachung der Nabelabheilung und natürlich in einem großen Umfang die Hilfestellung und den unterstützenden Rat beim Stillen.

Durch diese engere Betreuung der Mütter und ihren Kindern wurde uns Hebammen und vor allem auch den Müttern wieder die Einzigartigkeit und Wichtigkeit des Stillens mit Muttermilch bewusst. Aufgrund dieser Erkenntnisse stillen mittlerweile viele Frauen nach der Geburt und diese Tendenz ist steigend.

Bei der Still-Betreuung ist mir aufgefallen, dass Babys nach dem Stillen sehr oft weinen und gemeinsam mit Kolleginnen versuchte ich herauszufinden, was die Ursache dafür sei. Recht rasch war klar, dass in vielen Fällen das Unwohlsein der Babys nach dem Stillen mit der Ernährung ihrer Mütter zusammenhing. Ich notierte mir also immer dann, wenn diese Koliken auftraten, was die Mütter in den letzten 24 Stunden gegessen hatten und auf diese Weise entstand eine Liste mit Lebensmitteln, die zu Blähungen und Wundsein führen.

Sie ist zwar eine gute Hilfe, wenn man sich bewusst bezüglich des Stillens ernähren möchte, hatte aber den Nachteil des Verbotes: „Das darfst du nicht und dieses ist nicht gut!“ Die Mütter ernährten sich daher einseitig und ohne Abwechslung, um die nicht geeigneten Nahrungsbestandteile zu meiden. Das führt, ebenso wie bei einseitigen Diäten, zu Frust und Heißhungerattacken. Dazu kam auch noch eine große Ratlosigkeit, welche Gerichte nun überhaupt noch für den Verzehr geeignet wären. Viele Mütter hatten das Gefühl, sie dürften sich, wenn sie sich an die Liste halten wollten, von fast nichts mehr ernähren.

Das war also keine optimale Situation und leider hörten viele Frauen mit dem Stillen auf. Sie hatten die Hoffnung, dass ihr Kind nicht mehr schreien und weinen würde und sie als Mütter außerdem wieder normal essen könnten. Was sehr schade ist, da die Muttermilch gerade in der ersten Lebenszeit des Babys das optimale Nahrungsmittel ist.

Die Motivation und den Willen sich auf eine ausreichend lange Stillzeit einzulassen erhält man aber nur, wenn die Mutter zufrieden ist und sich ausgewogen, abwechslungsreich und reichlich ernährt bzw. ernähren „darf". Denn wenn sie sich zwar reichlich und ausgewogen ernährt, das Baby die jeweiligen Inhaltsstoffe jedoch nicht gut verarbeiten kann und sich nach der Nahrungsaufnahme unwohl fühlt und das auch kundtut, ist die Mutter ebenfalls nicht mehr zufrieden.

In all den Jahren, in denen ich Mütter beim Stillen unterstütze, ist mir diese Wichtigkeit immer mehr bewusst geworden. Da ich zudem sehr gerne koche, habe ich Rezepte mit blähenden Zutaten entschärft, eigene Rezepte entwickelt und so eine breite Palette an Speisen geschaffen, die für ein harmonisches Stillen optimal sind. Zum Testen habe ich diese dann immer an die Mütter weitergegeben, die ich gerade betreut habe. So ist im Laufe der Jahre eine beträchtliche Rezeptsammlung entstanden. Den tatsächlichen Anstoß, dieses Buch zu schreiben, gaben mir Mütter, die ich betreue und einige meiner Kolleginnen. Sie brachten mich auf die Idee, alles aufzuschreiben, damit die Rezepte auch von anderen stillenden Frauen genutzt werden können.

Ich möchte in diesem Buch aber nicht nur Rezepte zum Besten geben, sondern auch die immer wieder gestellten Fragen rund um die Muttermilch und das Stillen beantworten.

Die Anatomie der Brust ist Ihnen sicherlich bekannt und wurde in den Geburtsvorbereitungskursen besprochen. Ebenso die verschiedenen Anlegemöglichkeiten und Stillpositionen, sowie den Such- und Schluckreflex. Zu diesen Themen gibt es gute Hilfsliteratur im Buchhandel und sicherlich kann Ihnen Ihre Nachsorgehebamme oder Stillberaterin eine große Hilfe sein.

Mein Augenmerk möchte ich auf den Aspekt der Ernährung, die Zusammensetzung der Muttermilch sowie deren Wirkung auf den kindlichen Organismus legen, ein weiterer Schwerpunkt liegt beim Aufzeigen der Vorteile des Stillens.

Da der Ernährungsaspekt im Vordergrund steht, habe ich mein Buch „Stillen und Schlemmen“ genannt, wobei das Wort „schlemmen“ gleichermaßen für Mutter und Kind gelten soll.

Ich hoffe, dass es Ihnen – liebe Mutter – dabei hilft, eine lange, von Genuss getragene Stillzeit zu erleben.

Ihre *Frauke Tiedemann*

Inhaltsverzeichnis

Vorteile des Stillens ...

... für Kinder

Gestillte Kinder bekommen immer eine optimal zusammengesetzte Nahrung mit der richtigen Temperatur und in einer wunderschönen Verpackung. Auch wenn das Baby erkrankt ist, ist Muttermilch die beste Heilnahrung! Babys die mit Muttermilch ernährt werden, erkranken aber auch seltener. Sie genießen den sogenannten Nestschutz – das heißt, dass gestillte Babys durch die Weitergabe von mütterlichen Antikörpern über die Muttermilch seltener an Mittelohrentzündungen sowie bestimmten infektiösen Atemwegserkrankungen, Magen-Darm-Erkrankungen und Harnwegsinfekten leiden.

Allergien kommen bei gestillten Kindern seltener vor und wenn sie auftreten, dann erst später und in abgeschwächter Form. Zudem erkranken sie im Laufe ihrer Kindheit und Jugend seltener an Diabetes mellitus.

Auch Zahnfehlstellungen sind bei gestillten Kindern seltener, als bei flaschenernährten Kindern. Flaschenkinder haben häufiger einen Kreuzbiss, bei diesem beißen die unteren Zähne über die oberen, sind also etwas nach vorn versetzt. Nuckeln Flaschenkinder zusätzlich am Daumen und/oder am Schnuller, so haben sie häufiger auch einen „offenen Biss“. Dieser ist beim Zusammenpressen der Zähne erkennbar, denn dann sieht man eine Lücke zwischen der oberen und der unteren Zahnreihe. Beide Zahnfehlstellungen schränken beim Essen ein, Kinder mit offenem Biss neigen außerdem zum Lispeln.

Das Saugen an der Brust kräftigt die Mundmuskulatur des Neugeboren und fördert somit die Sprachentwicklung. Denn für diese sind nicht nur Reize aus der Umwelt sondern auch eine ausreichende Muskelentwicklung nötig, ohne die gar keine klar voneinander abgegrenzten Laute gebildet werden können. Flaschenkinder neigen in späteren

Jahren außerdem vermehrt zum Schnarchen, wofür ebenfalls die Muskelentwicklung verantwortlich ist.

Das Stillen regt alle Sinne des Kindes an, denn dabei riecht, fühlt, schmeckt, hört und sieht das Baby die Mutter. Nicht umsonst wird das Stillen auch als natürliche Fortsetzung der Schwangerschaft bezeichnet. Mutter und Kind bilden dabei eine Einheit, sie sind einander weiterhin körperlich nah und lernen dabei, miteinander zu kommunizieren.

Die Ausreifung des kindlichen Immunsystems wird durch das Stillen in besonderer Weise beeinflusst. Der Transfer von Zytokinen (das sind Botenstoffe des Körpers), Wachstumsfaktoren, Antikörpern und mütterlichen Leukozyten wirkt sich dabei, über die unmittelbare Unterstützung des unreifen Immunsystems des Neugeborenen hinaus, auch langfristig günstig auf das Abwehrsystem des Kindes aus. Es gibt sogar Hinweise darauf, dass Stillen zu einer vermehrten Immunogenität bei Schutzimpfungen wie z. B. Diphtherie, Tetanus und Haemophilus influenzae Typ B führt. Das heißt, das Ausmaß des Impfschutzes ist höher. (Bader/Tsang, Stillen. Frühkindliche Ernährung und reproduktive Gesundheit, 2003).

Des Weiteren gilt es als erwiesen, dass ausschließliches Stillen von mehr als sechs Monaten und eine Zufütterung von Breikost nach dem sechsten Lebensmonat zu einer Verringerung atopischer Erkrankungen führt. Zu den atopischen Erkrankungen zählen u. a. Asthma bronchiale, saisonaler allergischer Heuschnupfen, Neurodermitis und allergische Magen-/Darmerkrankungen. Es handelt sich also um genetisch festgelegte Neigungen des menschlichen Organismus zu überschießenden Abwehrreaktionen gegenüber Einflüssen aus der natürlichen Umwelt.

Gestillte Babys sterben übrigens sechsmal seltener am plötzlichen Kindstod.

Die Vorteile eines langen Stillens, bis die Kinder stehen oder laufen können, liegen nicht nur in der Ernährung des Kindes, sondern auch beim Infektionsschutz. Besonders hoch ist der Gehalt an Immunglobulin im Kolostrum, das ist die Erstmilch, die von der weiblichen Milchdrüse produziert wird, um das Neugeborene in den ersten Tagen optimal zu ernähren.

Der Immunglobulin-Anteil verdünnt sich dann aber durch die größeren Milchmengen, die in den folgenden Jahren gebildet werden und steigt mit dem Abnehmen der Milchmenge wieder an. So kann etwa ein einjähriges Kind, das schon feste Mahlzeiten bekommt, aber noch gestillt wird, in dem bisschen Muttermilch, das es noch zu sich nimmt, eine so hohe Konzentration an Immunglobulin vorfinden, wie sie im Kolostrum vorkommt.

Stillen beugt der Überernährung des Kindes vor, dadurch kommt es auch später seltener zu Übergewicht, als dies bei Flaschenkindern der Fall ist. Ein Baby, das gestillt wird wenn es Hunger hat, entwickelt rasch ein Gefühl dafür, wann es satt ist. Die Muttermilch läuft aus der Brust nicht „einfach so" heraus, wie das bei der Flasche der Fall ist. Das Baby muss daher aktiv an der Brust saugen, damit es an Milch kommt. Das ist recht anstrengend und deswegen hört es auf zu saugen, wenn es satt ist.

... für Mütter

Nicht nur das Kind profitiert davon, gestillt zu werden, auch für Mütter bringt diese Form der Ernährung maßgebliche Vorteile mit sich. Das Stillen fördert die Gewichtsabnahme nach der Geburt. Fettreserven an Bauch, Bein und Po, die sich während der Schwangerschaft angelegt haben, werden im Laufe der Stillzeit, mittels der Unterstützung von Hormonen, gezielt wieder abgebaut.

Stillen fördert die Rückbildungsvorgänge nach der Geburt. Durch das ausgeschüttete Hormon Oxytocin kommt es zu Kontraktionen des Uterus, was dessen Rückbildung beschleunigt.

Stillen mindert das Brustkrebsrisiko. Dabei kommt es jedoch nicht nur darauf an, ob man überhaupt stillt, sondern auch wie lange man das tut. Je länger gestillt wird, desto geringer ist das Risiko, an Brustkrebs zu erkranken. Mit jedem weiteren gestillten Kind, sinkt es ebenso.

Außerdem beugt Stillen Osteoporoseerkrankungen vor.

Stillen stärkt das Selbstbewusstsein der Frau und hilft ihr dabei, in die Rolle als Mutter zu finden. In den ersten Tagen lassen sich einige Babys nur schwer zum Trinken bringen. Ist das einmal geschafft, kann die Mutter zu Recht stolz auf sich sein. Das und die Tatsache, dass nur sie allein sich optimal um ihr Kind kümmern kann, sorgen für ein gutes Selbstbewusstsein, das man als Mutter brauchen kann.

Stillen ist mehr als bloße Nahrungsaufnahme. Häufig beruhigen sich Babys an der Brust und finden dadurch leichter in den Schlaf. Die Beziehung zwischen Mutter und Kind wird durch den intensiven Hautkontakt gefördert und dadurch auch der Übergang vom Paar zur Familie erleichtert. Die Bedürfnisse des Babys und seiner Mutter nach Nähe, Geborgenheit, Sicherheit und Trost werden auf diese Weise gestillt und der liebevolle Umgang miteinander macht die Stillzeit meist zu einem unvergesslichen Erlebnis für beide.

Stillen spart Zeit und Geld (ca. 70–75 € im Monat!). Auch Ausflüge und Reisen mit dem Kind sind für eine stillende Mutter leichter zu bewältigen, denn für den Nachwuchs hat sie immer „alles“ dabei.

Ladenöffnungszeiten, Einkauf und Sterilisation der Flaschen, Kauf von teurer Muttermilchersatznahrung; bei Ausflügen Flaschen, Milchpulver, abgekochtes Wasser mitschleppen; nachts aufstehen, Wasser abkochen, Flaschennahrung anrühren, abkühlen lassen und gleichzeitig das hungrige Baby beruhigen; verschiedene Ersatznahrungen, je nach Alter des Babys und Verträglichkeit – das alles braucht eine stillende Mutter nicht!

Was braucht ein Säugling?

Optimal wäre es, wenn das Baby von Anfang an nach Bedarf gestillt wird. Das Wort „Bedarf" bezieht sich ausschließlich auf das Kind. Da das Trinken an der Brust anstrengend ist, trinken Babys nämlich tatsächlich nur so viel, wie sie brauchen.

Die Anzahl der Stillmahlzeiten ist abhängig vom Alter des Kindes. Für die ersten Lebensstunden gelten folgende Angaben:

0–24 Stunden:	Eine ausgiebige Stillmahlzeit nach der Geburt und drei weitere Mahlzeiten.
24–48 Stunden:	mindestens sechs Mahlzeiten.
48–72 Stunden:	mindestens acht Mahlzeiten.

Bis zum Ende der ersten Lebenswoche sollte die Anzahl der Stillmahlzeiten auf 10–15 Mal in 24 Stunden ansteigen, um sich dann auf 8–12 Mahlzeiten einzupendeln. Nach 6 bis 8 Wochen haben Mutter und Kind in der Regel einen gemeinsamen Rhythmus gefunden.

Die Nachtmahlzeiten sind besonders wichtig, denn die Prolaktinausschüttung (durch diese wird die Milchbildung angeregt) ist zwischen 3:00 und 5:00 Uhr besonders hoch. Nächtliche Schlafphasen bis zu sechs Stunden sind natürlich dennoch „erlaubt".

Die Stilldauer während der einzelnen Mahlzeiten ist abhängig von der Schnelligkeit der Milchabgabe seitens der Mutter und von der Effektivität des Saugens durch das Kind. Solange das Baby gut gedeiht und zunimmt, sind Zeiten zwischen 5 und 60 Minuten pro Stillmahlzeit vollkommen normal. Weitere Zeichen dafür, dass Ihr Kind genug Muttermilch kommt, sind nasse Windeln und bestimmte Trinkintervalle. Wenn das Baby täglich ca. 6 bis 8 Windeln gut durchnässt und in ungefähr zwei- bis dreistündigen Intervallen (oder mehr) trinkt, sollte alles in Ordnung sein. Wenn das Baby gut aussieht, kräftig ist und eine gesunde Farbe hat, sind das ebenfalls sichere Zeichen für eine ausreichende Ernährung. Übrigens: Die Menge der produzierten

Milch hat nichts mit der Größe der Brüste zu tun, denn kleine und große Brüste enthalten so gut wie gleich viele Milchdrüsen (es ist lediglich die Menge des Fettgewebes, das den Größenunterschied ausmacht).

In den ersten Tagen ist es sinnvoll, zur Anregung der Milchproduktion, immer beide Brüste anzubieten, die erste Brust sollte daher leer getrunken werden und an der zweiten Brust trinkt das Kind so lange, bis es satt ist. Im späteren Stillverlauf gibt es jedoch keine festen Regeln. Mutter und Kind müssen gemeinsam herausfinden, was für sie am besten ist. Für Babys mit Verdauungsstörungen, Blähungen und Koliken kann es sinnvoll sein, in kürzeren Stillabständen jeweils nur eine Brust anzubieten, damit das Kind kleinere Portionen trinkt, um so Magen und Darm zu entlasten.

In einer wissenschaftlichen Studie von Kersting und Mitarbeitern wurden Trinkmenge und Wachstum bei voll gestillten Säuglingen kontrolliert und schriftlich festgehalten. Die Untersuchung führte zu folgendem Ergebnis:

Alter in Monaten	**Trinkmengen pro Tag in ml**	**Durchschnittliche Trinkmenge**	**Gewichtszunahme pro Tag in g**	**Energiezufuhr pro Tag in kcal pro kg Körpergewicht**
1	546–770	658 ml	30 g	83–115
2	589–823	706 ml	32 g	76–98
3	611–853	732 ml	21 g	71–91
4	636–866	751 ml	18 g	65–87

Quelle: Bundeszentrale für gesundheitliche Aufklärung, Stillen und Muttermilchernährung, 1993 und 2001

Gedeihen bei Stillkindern

Ein gesunder, termingerecht geborener Säugling sollte im ersten Lebensmonat mindestens 120 g in der Woche an Gewicht zunehmen. Das ist jedoch wirklich die unterste Grenze, die übliche und durchschnittliche Zunahme pro Woche beträgt 130–200 g. Wie auch bei der Aufnahme der Milchmenge, ist die weitere Gewichtszunahme abhängig vom Lebensalter des Kindes. Man kann daher auch von den folgenden Werten ausgehen:

2. Monat:	170–210 g pro Woche
3. Monat:	150–180 g pro Woche
4. Monat:	130–160 g pro Woche
5. Monat:	110–140 g pro Woche
6. Monat:	100–130 g pro Woche
7. Monat:	90–130 g pro Woche
8. Monat:	90–120 g pro Woche
Bis zum 10. Monat:	70–110 g pro Woche
11.–12. Monat:	60–90 g pro Woche

Die unterste, gerade noch tolerierbare Gewichtszunahme über einige Zeit beträgt 100 g pro Woche. Wird diese Menge unterschritten, sind das zufrieden stellende Wachstum sowie die Entwicklung des Gehirns gefährdet!

Was ist in der Muttermilch?

Die Muttermilch enthält unzählige Substanzen, die für die Entwicklung des Babys notwendig sind. Zudem ist die Zusammensetzung der Milch perfekt auf das Baby abgestimmt. Fläschchennahrung kann da weder bei den Inhaltsstoffen noch bei der Zusammensetzung mithalten. Der Hauptbestandteil der Muttermilch ist übrigens Wasser.

Eiweiß

Muttermilch enthält etwa 1,15% Eiweiß. Im ersten Monat sind es sogar rund 1,3%, wobei der Gesamtproteingehalt von Frau zu Frau variiert. Ein zu hoher Eiweißgehalt in der fertigen Säuglings- und Kleinkindnahrung kann übrigens die Nieren des Babys schädigen. Das besondere Verhältnis von Molke zu Kasein sorgt, durch einen hohen Molkeanteil, für einen weichen Magenbrei, der die Entleerung des Magens beschleunigt und die Verdauung erleichtert.

Fett

Die Fettkonzentration im Kolostrum liegt bei 2% und in der reifen Muttermilch bei 4–4,5%.

Wie anhand dieser Zahlenangaben schon abgelesen werden kann, variiert der Fettgehalt sehr stark im Verlauf der Stillzeit.

Der Energiebedarf des Babys wird zu einem Anteil von bis zu 50% durch Fett gedeckt. Fettsäuren werden generell in gesättigte und ungesättigte Fettsäuren unterteilt. Die Muttermilch ist besonders reich an langkettigen, mehrfach ungesättigten Fettsäuren, die für die Gehirn- und Nervenentwicklung enorm wichtig sind.

Lactose – Milchzucker

Im Kolostrum (der Erstmilch) sind durchschnittlich 4% Lactose erhalten, in der reifen Muttermilch sind es bis zu 7% Lactose. Diese deckt beim Säugling etwa 40% des Energiebedarfs. Der kindliche Stoffwechsel spaltet Lactose unter anderem in Glucose, die den Blutzuckerspiegel konstant hält, auf.

Vitamine

So wie der Fettgehalt der Muttermilch variiert, ist auch die Konzentration der fettlöslichen Vitamine A, D, E und K unterschiedlich ausgeprägt. Vitamin A ist immer reichlich vorhanden – im Kolostrum sogar doppelt so viel, wie in der reifen Muttermilch.

Auch B-Vitamine sind mehr als reichlich in der Muttermilch vorhanden. Lediglich Veganerinnen haben häufig einen Vitamin B12-Mangel. Das ist ein wichtiges Vitamin, das die Reifung der roten Blutkörperchen fördert.

Vitamin D ist vor allem in der wässrigen Vormilch vorhanden und fördert die Kalzium- und Phosphataufnahme in den Knochen. Es ist besonders für die Verknöcherung des kindlichen Skeletts wichtig.

Vitamin E

Um täglich auf eine ausreichende Menge von 10–30 mg Vitamin E zu kommen, sollte sich die Stillende gesund und vollwertig ernähren. Ernährt sie sich fettreicher, muss sie die Vitaminmenge erhöhen. Dazu kann sie in ausreichendem Maß Getreide, Vollkorn, Vollkornbrot, Keimlinge, Sonnenblumenöl sowie nach der 12.–14. Lebenswoche auch Nüsse und Maiskeimlinge zu sich nehmen.

Vitamin E schützt gegen Muskelschwund und Leberschäden und ist für das Wachstum des Kindes wichtig.

Vitamin K

Im Kolostrum ist der Vitamin K-Gehalt höher als in der späteren Muttermilch. Nach der zweiten Lebenswoche reicht die körpereigene Bildung von Vitamin K in der Darmflora des gestillten Babys aus, allerdings nur wenn es ausreichend fettreiche Hintermilch (das ist die Milch am Ende der Brustgabe) erhält.

Vitamin K hat Einfluss auf die Blutgerinnung, bei einem Mangel kann es daher zu einer verzögerten Blutgerinnung kommen.

Mineralien und Spurenelemente

Mineralstoffe

Der Mineralstoffgehalt und die Menge an Spurenelementen in der Muttermilch sind durch die Ernährung der Mutter nicht beeinflussbar. Trotzdem (oder auch deswegen?) ist die Menge an Mineralien für das Neugeborene ausreichend.

Eisen

Eisen in der Muttermilch hat eine hohe Bioverfügbarkeit (das heißt, dass ein hoher Anteil des Eisens unverändert im Blutkreislauf zur Verfügung steht) und wird bis zu 70% vom Körper aufgenommen. In der Flaschennahrung beträgt dieser Prozentsatz jedoch lediglich 10%. Dieser Milch muss daher Eisen zugesetzt werden, was die Entwicklung pathogener (= krankheitsauslösender) Darmbakterien begünstigt.

Gestillte Kinder haben einen Eisenvorrat in der Leber, der bis zu acht Monate ausreichen kann. Eisen ist Bestandteil von Hämo- und Myoglobin sowie Enzymbestandteil bei der Elektronenübertragung in der Atmungskette.

Zink

In geringem Maß, aber dennoch ausreichend, ist Zink in der Muttermilch vorhanden und hat dort eine gute Bioverfügbarkeit. Es ist für den menschlichen Zuckerstoffwechsel von großer Bedeutung d.h. es ist ein Enzymbestandteil des Kohlenhydrat- und Proteinstoffwechsels.

Magnesium

Magnesium ist ebenfalls in ausreichender Menge in der Muttermilch vorhanden. Es hat die Funktion des Enzymaktivators im Kohlenhydrat- und Proteinstoffwechsel und bei der neuromuskulären Erregbarkeit. Zu viel Magnesium bewirkt Muskelzuckungen, Herzrhythmusstörungen, Erbrechen und Durchfall. Zu wenig Magnesium bewirkt eine Herabsetzung der Atmung und führt ebenfalls zu Erbrechen und Durchfall.

Kalzium

Der Bedarf an Kalzium ist in den ersten Lebenswochen besonders hoch. Die Muttermilch enthält ausreichend Kalzium, aber bei Säuglingen, die in den ersten Lebenstagen lediglich Tee, Glukoselösung oder Infusionslösungen etc. erhalten, kann es zu einem Mangel kommen.

Kalzium ist wichtig für den Aufbau von Knochen und Zähnen, Bestandteil der roten Blutkörperchen, wichtig für die Blutgerinnung und Herztätigkeit sowie beteiligt an der Erregung von Muskeln und Nerven.

Hormone

Die Muttermilch enthält eine Reihe von Hormonen, über deren Wirkungsweise auf die Entwicklung des Säuglings noch viel zu wenig bekannt ist. Vorsicht ist auf jeden Fall bei der Aufnahme von zusätzlichen Hormonen geboten, wie zum Beispiel bei der Minipille, da sie in die Muttermilch übergehen und bei dem Säugling Nebenwirkungen, wie z.B. Anschwellen der Brustdrüsen und Milchbildung in der kindlichen Brust hervorrufen können.

Schadstoffe

Mehrere Muttermilchuntersuchungen durch die Uni Münster haben im Zeitraum von 2000 bis 2003 ergeben, dass die Konzentration von Schadstoffen aus der Umwelt in der Muttermilch gering ist und sich im normalen Bereich befindet, wodurch das Stillen in keiner Weise eingeschränkt werden braucht.

Das Robert-Koch-Institut sieht auch kein gesundheitliches Risiko für Säuglinge, wenn diese zusätzlich zur Breikost und Kleinkindernahrung gestillt werden.

Anders verhält es sich beim Konsum von Nikotin, Koffein, Alkohol oder anderen Drogen, diese können sehr wohl schädlichen Einfluss auf das Kind nehmen. Was andere Gifte aus der Umwelt anbelangt, hilft es auf jeden Fall, wenn sich die Mütter selbst gesund ernähren und versuchen, schadstoffreiche Lebensmittel zu meiden.

Die Aufgaben der Muttermilch

Die Zusammensetzung der Muttermilch ist in den ersten Tagen und Wochen anders als später. Sie passt sich stets an die altersspezifischen Bedürfnisse des Säuglings an. Die Erstmilch wird, wie bei allen Säugetieren, Kolostrum oder Vormilch genannt und unterscheidet sich wesentlich von der darauffolgend produzierten Muttermilch.

Die Besonderheit der Erstmilch

Das Kolostrum ist in der Zusammensetzung den begrenzten Verdauungsmöglichkeiten des Neugeborenen optimal angepasst. Seine gelbliche Farbe entsteht durch einen höheren Beta-Carotin-Anteil. Darüber hinaus weist es größere Mengen an Natrium, Kalium, C1 und Magnesium, als reife Muttermilch auf. Das Kolostrum enthält nur 3 % Fett und Lactose, dadurch ist der Fettsäuretransport wesentlich effektiver.

Es hilft durch die große Menge an Lactose die Bifidusflora im Darm zu etablieren. Lactose ist ein Zucker, den es nur in der Milch von Säugetieren gibt. Durch Umwandlung wird Lactose komplett zu Galactose und Glucose abgebaut und stellt somit Energie für das Wachstum des Gehirns und die körperliche Aktivität des Neugeborenen zur Verfügung. Lactose fördert außerdem die wichtige Kalziumaufnahme in den Körper des Kindes. Sie ist die Grundlage dafür, dass im Dickdarm eine Menge von Essig- und Milchsäurebakterien den PH-Wert niedrig halten, was wiederum verhindert, dass sich viele verschiedene Bakterien und Pilze dort ansiedeln können.

Dies ist beispielsweise bei einer Kuhmilchnahrung nicht möglich, da die Lactose dieser bereits im Dünndarm vollständig gespalten und resorbiert wird.

Der immunologische Schutz der Erstmilch

Immunglobuline (= Antikörper) werden dem Säugling erst durch das Kolostrum zugeführt, da diese nicht über die Gebärmutter aufgenommen werden können. Der Säugling selbst kann sie erst nach vier bis sechs Wochen im Darm produzieren.

Die erste Vormilch ist besonders reich an diesen Schutzstoffen. Im Verlauf der Stillzeit nimmt die Konzentration der Antikörper ab. In der reifen Muttermilch sind nur noch ca. 40% der ursprünglichen Menge enthalten. Allerdings erhöht sich auch die Menge der verspeisten Nahrung, so dass die Menge der aufgenommenen Antikörper stets ungefähr gleich bleibt.

Die Gabe von Säuglingsnahrung in den ersten Lebenstagen nach der Geburt würde sich störend auf diesen Schutzmechanismus auswirken. Kinder, die künstliche Nahrung bekommen, haben einen höheren PH-Wert und weisen häufig eine Darmbesiedlung mit Coli- und Fäulnisbakterien auf (vergl. Akre, James Hrsg. AfS e.V. Die Physiologischen Grundlagen der Säuglingsernährung 1993).

Milchbildung, Hormone und der Milchspendereflex

Östrogen

Während der Schwangerschaft fördern Östrogene, das sind die wichtigsten weiblichen Sexualhormone, die Reifung einer befruchtungsfähigen Eizelle, deren Transport und Einnistung in die Gebärmutter. Diese Schwangerschaftsöstrogene regen zudem das Wachstum und die Reifung der Milchgänge an. Die Östrogen- und die Progesteronkonzentration erhöht sich in der Schwangerschaft schnell. Die Menge an Östrogen, die an einem einzigen Tag während der Schwangerschaft produziert wird, ist genauso hoch wie bei einer Nichtschwangeren über einen Zeitraum von drei Jahren. Bei der Geburt sinkt der Östrogenspiegel wieder ab und bleibt während der ersten Monate der Stillzeit auf einem niedrigen Niveau d. h. die Plazenta produziert kein Östrogen mehr und die Eierstöcke produzieren es noch nicht wieder.

Progesteron

Progesteron ist ein Gelbkörperhormon. Das Ansteigen dieses Progesteronspiegels während der Schwangerschaft bewirkt die Vergrößerung der Milchbläschen und der Milchdrüsen. In der Schwangerschaft steigt dieser Progesteronspiegel auf das Zehnfache des normalen Werts an.

Prolaktin

Auch der Prolaktinspiegel erhöht sich während der Schwangerschaft. Prolaktin ist ebenfalls ein Hormon. Es trägt zum beschleunigten Wachstum des Brustgewebes bei. Nach der Geburt übersteigt der Prolaktinspiegel sogar den Östrogenspiegel, sodass der Milchspendereflex ausgelöst wird und es somit kommt zur Milchbildung kommt.

Diese hormonelle Reaktion läuft in dieser Form bei jeder Frau ab, gleichgültig ob das Kind an der Brust trinkt oder nicht und hält für drei bis vier Tage an. Durch die Erhöhung des Prolaktinspiegels füllt sich die Brust zunächst mit Vormilch. Für die Aufrechterhaltung der Milchbildung ist die Entleerung der Brust bzw. vor allem das Saugen des Kindes notwendig. Die Stimulation der sensiblen Nervenfasern in der Brustwarze und am Warzenvorhof löst die Freisetzung von Prolaktin aus. Dieses gelangt über die Blutbahn zu den milchbildenden Zellen in die Brustdrüse. „Je öfter das Kind an der Brust saugt, desto höher ist der Prolaktinspiegel und desto mehr Milch wird gebildet. Wird das Kind in den ersten Tagen weniger als 15 Minuten gestillt, sinkt der Prolaktinspiegel unter das für eine lange Stillzeit notwendige Maß." (Friedrich in Herder, Wochenbettbetreuung in der Klinik und zu Hause, 2003).

Eine regelmäßige Entleerung der Brust ist daher für die Milchbildung entscheidend.

Oxytocin

Oxytocin ist ein Hormon das im Hypothalamus (einem Abschnitt des Zwischenhirns) gebildet wird. Es wirkt an der bandähnlichen glatten Muskulatur, die die Milchgänge umgibt, um die neu gebildete Milch in die Milchgänge zu pressen.

Oxytocin ist notwendig, um den Milchspendereflex auszulösen. Dieser bewirkt unter anderem, dass das Kind die fettreiche Hintermilch für eine ausreichende Gewichtszunahme erhält. Um an die fettreiche Hintermilch zu gelangen, sollte das Baby stets eine Brust leer trinken, bevor die zweite Brust angeboten wird.

Das sichere Zeichen für ein gut funktionierenden Milchspendereflex sind das Langsamwerden des kindlichen Saug- und Schluck-Rhythmus, tiefes und regelmäßiges Schlucken und eine gute Gewichtszunahme.

Blähungen und Koliken

Hat ein Kind Blähungen oder Koliken, so hat es Bauchschmerzen, die zeitlich abhängig oder auch unabhängig von der Nahrungsaufnahme sein können. Man geht davon aus, dass sie durch die Unreife des kindlichen Darms hervorgerufen werden.

Erfahrungsgemäß treten die Koliken mit der Umstellung der Muttermilch zur reifen Frauenmilch auf und lassen mit der ersten Darmreife nach – bezeichnend dafür ist der Fachausdruck Drei-Monats-Koliken, da diese Blähungen meistens während der ersten drei Lebensmonate auftreten. Diese Koliken sind weder eine ernsthafte Erkrankung, noch ist eine Ernährungsstörung oder sonstiges „Fehlverhalten" die Ursache dafür.

Woran kann man eigentlich erkennen, dass ein Baby unter Blähungen leidet? Kinder die tatsächlich unter Blähungen leiden, weinen auf Grund ihrer Leibschmerzen immer wieder über den Tag verteilt, scheinbar grundlos. Ein wichtiger Hinweis ist außerdem, dass sie die Beine verkrampft zum Körper ziehen oder wegstrecken. Manchmal ist auch das Gesicht des Babys schmerzverzerrt, es windet sich und schneidet Grimassen, besonders dann wenn Sie versuchen, es nach dem Stillen niederzulegen.

Babys, die gestillt werden, haben allerdings in der Regel weniger Probleme mit Blähungen als „Flaschen-Babys". Das liegt daran, dass der Milchfluss aus der Brust besser kontrolliert werden kann. An der Brust saugen die Kleinen auch langsamer und schlucken dabei weniger Luft. Die geschluckte Luft ist der Grund für Koliken, daher ist auch das „Bäuerchen" nach dem Trinken so wichtig, da dabei die geschluckte Luft entweichen kann.

Das menschliche Eiweiß der Muttermilch ist für den kindlichen Darm leichter spaltbar als das Kuheiweiß der Flaschennahrung, denn das kann der kindliche Darm erst im 11.–12. Lebensmonat spalten. Solange geht das Eiweiß ungespalten ins Blut und ist Auslöser für viele Allergien.

Achten Sie auf die Hungersignale Ihres Kindes (wenn es öfters trinkt, ist die Wahrscheinlichkeit für Blähungen geringer), geben Sie Ihrem Baby reichlich Zärtlichkeit, Ansprache und Körperkontakt. Ebenso ist es wichtig, dass es häufig (möglichst immer) nach der Mahlzeit ein Bäuerchen macht. Tragen Sie es häufig im „Fliegergriff" und geben Sie ihm oft eine Babymassage. Auch wenn Sie all diese Dinge machen, können Situationen entstehen, in denen das Kind trotz der elterlichen liebevollen Rundumbetreuung nicht zufrieden ist. Spätestens zu diesem Zeitpunkt, sollten Sie daran denken, die eigene Ernährung auf blähungsarme Kost umzustellen, wobei man das Baby stets daraufhin beobachten sollte, auf welche Lebensmittel es wie reagiert.

Blähungen werden aber auch häufig als falsche Begründung für Babys, die viel weinen herangezogen. In der ersten Anpassungszeit ist das Schreien die einzige Möglichkeit für das Baby, der Umwelt deutlich mitzuteilen, dass es etwas braucht oder dass es sich nicht wohl fühlt. Schreiphasen abends zwischen 17.00 und 24.00 Uhr haben in der Regel weder mit Blähungen noch mit Koliken zu tun.

Gegen Ende des dritten Monats gehen die Schreiphasen deutlich zurück, da das Baby nun andere Ausdrucksmöglichkeiten hat, wie zum Beispiel quietschen, lachen oder lallen.

Mögliche Ursachen für übermäßiges Schreien während der ersten 12 Lebensmonate:

- Mangelnde Struktur im Tagesablauf.
- Fixierung der Eltern auf einen 4-Stunden-Takt, wie er in den 60er und 70er Jahren üblich war.
- Mangelnde Wärme und Begrenzung.
- Kommunikationsstörungen zwischen Eltern und Kind, deren Auswirkungen zu einer Überlastung führen können.

- Mangelnde Bewegung und Körperkontakt. Je nach Temperament kann es ausreichend sein, dem Nachwuchs mit Anwesenheit und tröstenden Worten zur Seite zu stehen oder ihm in inniger Umarmung Halt und Geborgenheit zu geben.
- Asymmetrien im Kopf- und Schulterbereich; Babys mit diesen Symptomen werden auch KISS-Kinder genannt. Eine ausführliche Abhandlung über diese Symmetrie-Störung sowie eine Studie über die Häufigkeit dieser Erkrankung finden Sie über Suchmaschinen im Internet, wenn Sie den Namen „Frauke Tiedemann" eingeben oder auf der Homepage: www.hebamme-tiedemann.de unter Wirbelsäulenblockaden nachschauen. Solche Kinder benötigen dringend eine osteopathische Behandlung!

Ursachen und vorbeugende Maßnahmen

Bei häufigen Blähungen sollte man zuerst mit einer Nachsorgehebamme oder einem Kinderarzt sprechen, um herauszufinden, welche Ursachen sich dahinter verbergen könnten.

Hier einige Beispiele:

- Die Verdauungsorgane sind unreif.
- Die individuelle Veranlagung des Babys und der Mutter kann ebenfalls eine Rolle spielen. Es ist erwiesen, dass Babys von Müttern, die selbst stark unter Blähungen leiden, ebenfalls häufig mit Blähungen zu kämpfen haben.
- Selbst bei einem „normalen" täglichen Leben leiden viele Kinder unter Reizüberflutung.
- Ist eine Mutter gegen Ende des Tages sehr erschöpft, kann es zu einem Milchmangel kommen. Das Baby reagiert darauf oft mit Hungerblähungen.
- Wirbelsäulenblockaden können ebenfalls der Grund für Blähungen sein (siehe KISS-Kinder im vorigen Kapitel).

Sollten Sie eine Ursache gefunden haben, denken Sie bitte nach oder erkundigen Sie sich, wie Sie diese Situation ändern können!

Vorbeugende Maßnahmen

Eine große Hilfe beim Vermeiden von Blähbäuchen ist die Babymassage: Dabei streichen Sie im Uhrzeigersinn um den Nabel herum. Eine besonders angenehme Technik heißt „Sonne und Mond": Die linke Hand kreist dabei um den Bauchnabel, die rechte Hand vollzieht einen Halbkreis unterhalb des Bauchnabels.

Anschließend können Sie auch ein warmes Kirschkernkissen auf den Bauch des Babys legen, das tut gut und beruhigt.

Wenn Kinder häufig unter Blähungen leiden, lohnt es sich auf jeden Fall, sich bei einem Babymassagekurs anzumelden, damit man alle Techniken erlernen kann.

Damit es erst gar nicht zu Blähungen kommt hilft die Übung „Hampel und Strampel":

> *„Guten Tag, ihr kleinen Beinchen, wie heißt ihr denn?*
> *Ich heiße Strampel. Ich heiße Hampel.*
> *Dies ist das Füßchen Übermut und das ist das Füßchen Tunichtgut.*
> *Übermut und Tunichtgut gingen auf die Reise.*
> *Patsch, durch Wiesen und Sümpfe, patsch, ganz nass sind die Strümpfe.*
> *Und guckt die Mama um, laufen beide Beine weg."*

Zu diesem Text werden die Beinchen sanft abwechselnd gegen den Unterbauch gedrückt. Beim letzten Satz dürfen die Beinchen dann ein bisschen schneller „laufen", also von Ihnen bewegt werden.

Bei akuten Blähungen sollte der Bauch allerdings in Ruhe gelassen werden. In solchen Fällen hilft Wärmezufuhr, Körperkontakt und das Tragen im Fliegergriff mit einem warmen Kirschkernkissen.

Lebensmittel, die häufig zu Blähungen und Wundsein führen können

- Hülsenfrüchte, Bohnen, Erbsen, Zwiebeln, Lauchzwiebeln, Porree, Paprika, Knoblauch, Pilze, alle Kohlarten
- scharfe Gewürze wie Paprika, Curry etc.
- frisches Steinobst, Zitrusfrüchte (besonders Ananas)
- frisch gepresste Obstsäfte
- kohlensäurehaltige Getränke
- Essig, Nutella, frische Bratwurst, Lakritz, in seltenen Fällen Schokolade

In kleinen Mengen verträgliche Lebensmittel

- Schlangengurke ab der 4. Woche
- Tomaten ab der 6. Woche
- rote Paprika ab dem 3. Monat
- Beerenfrüchte, Erdbeeren
- Käse, Mayonnaise, Sahne in gewohnter Menge

Blähungsfreie Lebensmittel

- alle Milchprodukte
- Fisch, Fleisch, Eier
- Spinat, Spargel, Schwarzwurzeln, Möhren, Fenchel, Zucchini, Auberginen
- Bananen, Äpfel, Birnen in gewohnten Mengen
- eingekochtes Obst (außer Ananas)
- Broccoli-Röschen, Blumenkohl-Röschen ab der 4. Woche
- Kohlrabi, Chinakohl ab der 4. Woche

- Mischbrot, Körner- und Vollkornbrot bei Gewöhnung
- gekochte Säfte, besonders Birnen-, Kirsch- und Pfirsichsaft
- Ab der 7. Woche alle Säfte außer Ananassaft, dessen hoher Säuregehalt sehr häufig zu Wundsein führt.

Viele Lebensmittel, die hier angeführt sind, können Wundsein hervorrufen. Besonders Lebensmittel mit einem hohen Vitamin C-Gehalt sowie stark säurehaltige Früchte (z. B. Zitrus- und Tropenfrüchte), aber auch Gemüse, wie z. B. Tomaten sind daher eher ungeeignet.

Wundsein ist sehr individuell, dennoch helfen die nachfolgenden Rezepte erfahrungsgemäß auch dagegen. In ihnen wurden alle blähenden Lebensmittel verbannt und durch andere ersetzt, die besser für die Verdauung geeignet sind.

Wichtig ist, dass die hier vorgeschlagene Verwendung von Lebensmitteln nur für die ersten 12–14 Lebenswochen gilt. Innerhalb dieser Zeit erreicht das Baby die erste Darmreife. Danach können alle Bestandteile der Muttermilch vollständig verdaut werden.

Kinder, die in den ersten Wochen unter Blähungen und Koliken leiden, haben danach in der Regel keine Verdauungsprobleme mehr. Für die Mutter bedeutet dies, dass sie von nun an alles essen kann und soll!

Sollte Ihr Baby zu einem wunden Po neigen, können Sie diese Rezeptvorschläge auch über die angegebenen Wochen hinaus beachten. Bedenken sollten Sie dabei aber, dass beim Zahnen (ca. ab der 12. Lebenswoche) viele Kinder mit Wundsein reagieren – unabhängig davon, was Sie gegessen haben.

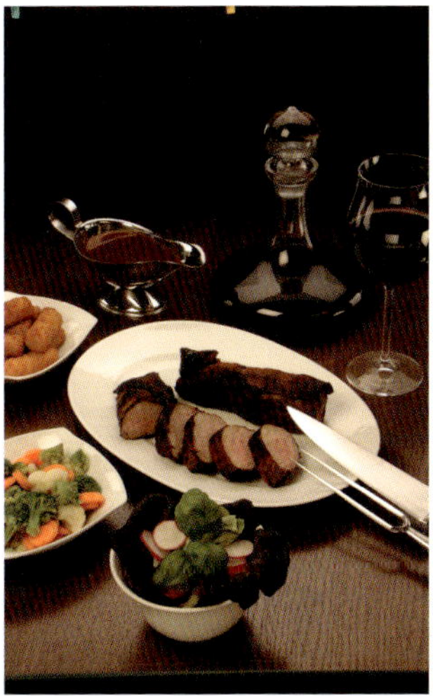
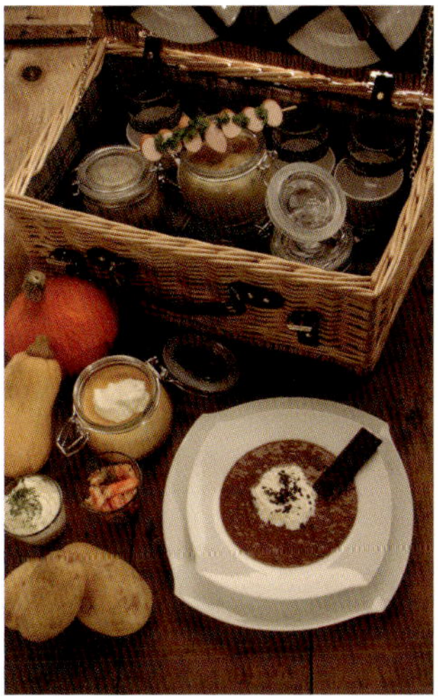
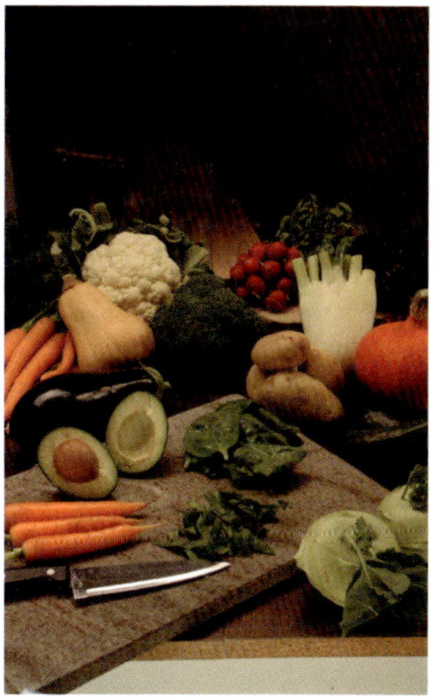
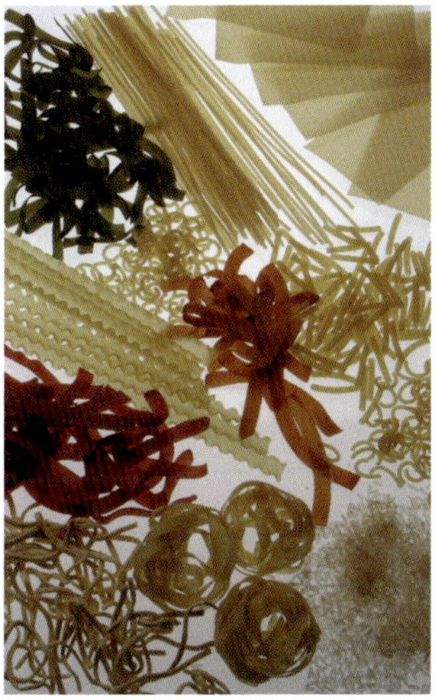
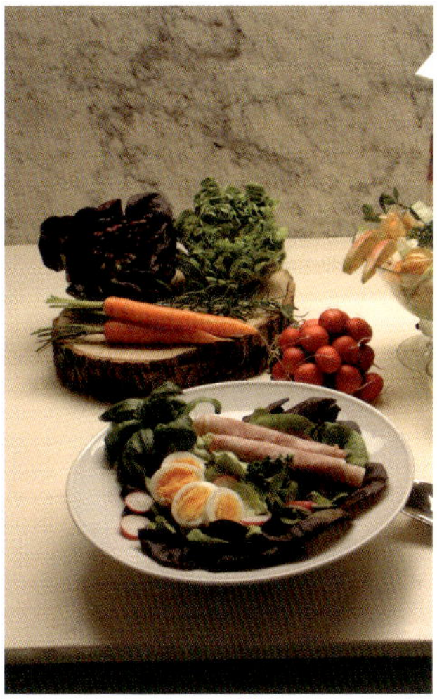
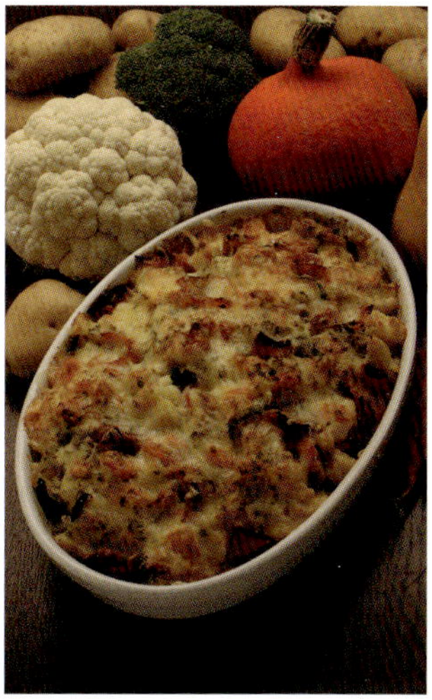
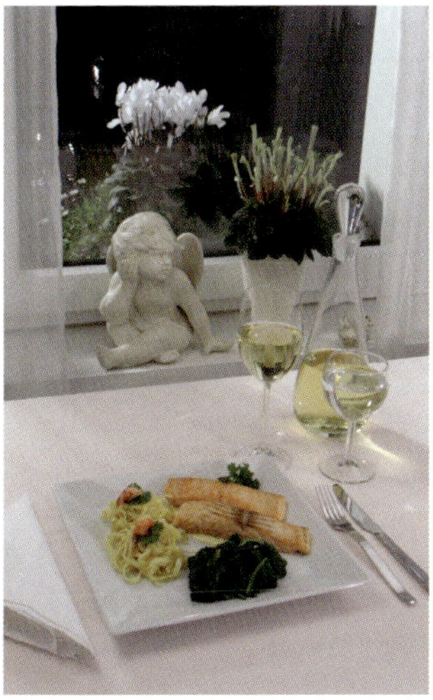
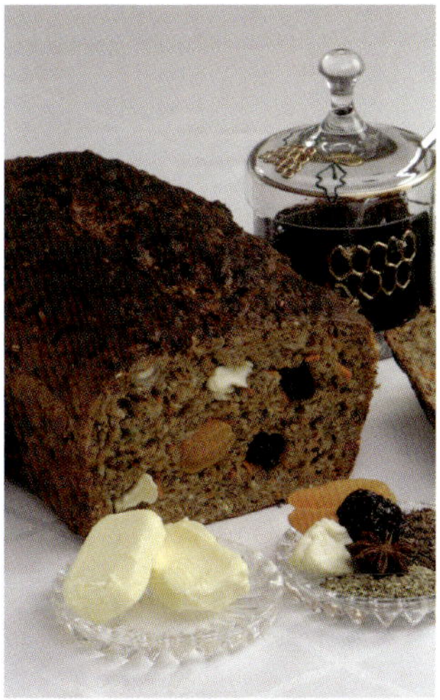
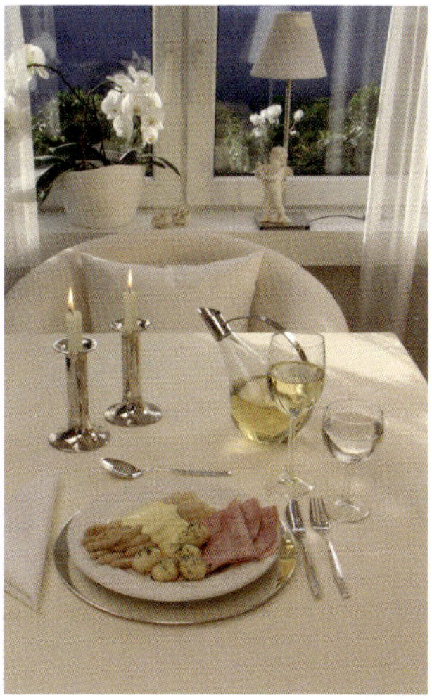

Rezeptverzeichnis

Suppenvariationen

Eintöpfe, herzhaft, deftig und gesund

Tolle Salate zum Sattessen

Salatsaucen

Delikatessen aus See, Fluss und Meer

Gaumenschmaus vom Fleisch

Saucenbrevier

Der besondere Gemüsegenuss

Die besten Aufläufe

Von der gelben Knolle

Nudeln, Reis & Co

Alles vom Ei

Schlemmen mit Quark und Käse

Wochenbettbrot

Genussvolles für Naschkatzen

Suppenvariationen

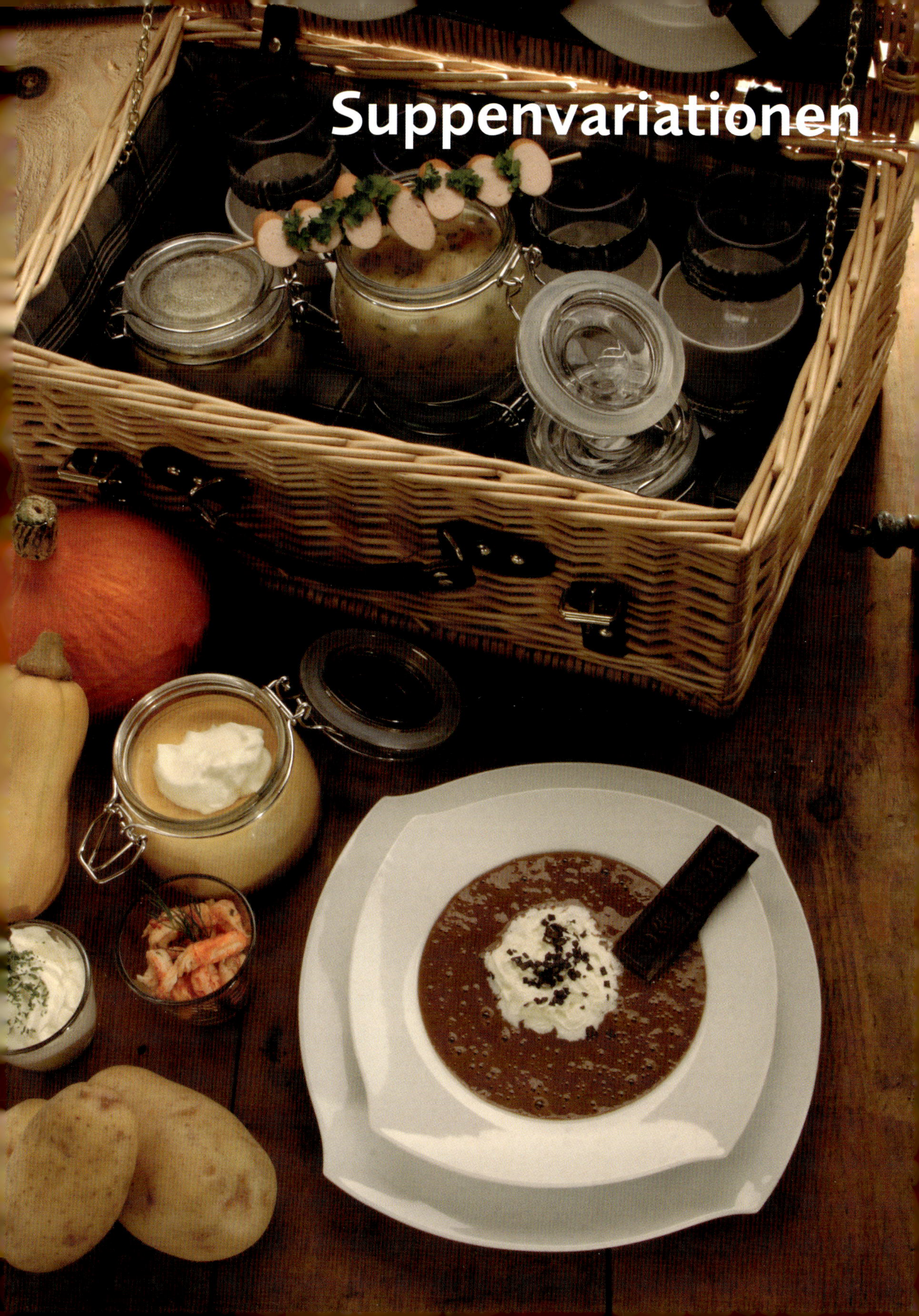

Avocado-Krabben-Suppe

Zutaten für 4 Personen
400 g Hähnchenbrustfilet
2 EL Butter oder Margarine
2 Avocados
2 EL Mehl
750 ml Hühnerfond
100 ml Sahne
2 EL Apfelsaftkonzentrat
Salz, Pfeffer, gem. Liebstöckel
1/2 TL gem. Zitronengras
200 g Krabbenfleisch

Zubereitung

1. Hähnchenfleisch waschen und trocken tupfen. 1 EL Fett in einer Pfanne erhitzen und das Fleisch rundherum anbraten. In der geschlossenen Pfanne bei schwacher Hitze weitere 15 Minuten garen.
2. Die Avocados halbieren, entkernen und mit einem Löffel das Fleisch herauslösen. Das restliche Fett in einem Topf erhitzen und die Avocados darin andünsten, mit Liebstöckel würzen, Mehl darüber stäuben und unter Rühren kurz durchschwitzen.
3. Den Topf von der Kochstelle nehmen und alles fein pürieren. Die Brühe angießen und die Suppe unter Rühren einmal aufkochen lassen. Mit Schlagsahne verfeinern und mit Salz, Pfeffer, Zitronengras und dem Apfelsaft abschmecken.
4. Das Fleisch aus der Pfanne nehmen. Mit Salz und Pfeffer würzen, in dünne Scheiben schneiden, mit dem Krabbenfleisch zur Suppe geben und kurz erhitzen.

Zubereitungszeit ca. 30 Minuten.
Nach der 12.–14. Woche kann das Liebstöckel durch eine Zwiebel, der Apfelsaft durch Zitronensaft ersetzt und 30 g gehobelte Mandeln können hinzu gegeben werden.

Blumenkohl-Cremesuppe

Zutaten für 4 Personen
500 g Blumenkohlröschen
500 ml Wasser
250 ml Milch
2 Eigelbe
1/2 l Sahne
1/2 TL Salz
je 1 Prise geriebene Muskatnuss und Pfeffer
1/2 Bund Petersilie

Zubereitung

1. Den Blumenkohl in Röschen zerteilen und kalt waschen.
2. Das Wasser zum Kochen bringen, die Blumenkohlröschen hinein geben und zugedeckt bei milder Hitze 30 Minuten garen.
3. Den Blumenkohl in der Kochbrühe klein pürieren, mit der Milch verrühren und noch einmal durchwärmen.
4. Die Eigelbe mit der Sahne, dem Salz, dem Muskat und dem Pfeffer verquirlen, einige EL heiße Suppe unter das Eigelbgemisch rühren und anschließend die Mischung unter die Suppe ziehen.
5. Die Petersilie waschen, abtropfen lassen, klein hacken und über die Suppe streuen.

Zubereitungszeit ca. 40 Minuten. Diese Suppe erst nach der 6. Woche kochen.

Erdbeerkaltschale

Zutaten für 4 Personen

500 g Erdbeeren
750 ml Wasser
100 g Zucker
2 EL Speisestärke
2 EL Wasser
2 EL Apfelsaftkonzentrat
200 ml halbtrockener, alkoholfreier Sekt
1/8 l Sahne

Zubereitung

1. Die Erdbeeren waschen und abtropfen lassen. 1/4 der Erdbeeren halbieren und beiseite stellen.
2. Die übrigen Erdbeeren mit Wasser und Zucker in einem Topf zugedeckt auf kleiner Flamme garen lassen und anschließend pürieren.
3. Die Speisestärke mit dem kalten Wasser anrühren und in die kochende Suppe einrühren. Einige Male aufkochen und dann abkühlen lassen.
4. Den Apfelsaft dazugeben. Die Sahne steif schlagen, mit den restlichen Erdbeeren in die Kaltschale geben und 2 Stunden kühl stellen.

Zubereitungszeit ca. 10 Minuten, Kühlzeit 2 Stunden.
Statt der Erdbeeren kann man die Kaltschale in den ersten 12–14 Wo-

chen auch mit Himbeeren, Brombeeren, Johannisbeeren, Holunderbeeren, Äpfeln oder Birnen zubereiten.
Nach der 14. Woche können auch Kirschen, Pfirsiche, Aprikosen, Rhabarber oder Pflaumen verwendet werden.

Man kann die verschiedenen Früchte natürlich auch miteinander mischen. Je nach Süße der Früchte kann die Zuckermenge erhöht oder vermindert oder mit einer Prise Zimt
abgeschmeckt werden. Mischen Sie stets auch einen Teil des Obstes roh unter die Kaltschale!

Feine Suppe mit Meeresfrüchten

Zutaten für 4 Personen

500 g Miesmuscheln
1 1/4 l Fischfond
2 Fischkoteletts, insgesamt also z.B. 400 g Lachs und Heilbutt
1 große Möhre
2 Stangen Staudensellerie
1 Stange Petersilienwurzel
1 EL Butter
3 EL alkoholfreier, halbtrockener Wein
Salz, weißer Pfeffer
100 g Garnelenschwänze
etwas frischer Kerbel

Zubereitung

1. Die Muscheln in kaltes Wasser legen, die Schalen schrubben, die Bärte entfernen und das Wasser zweimal wechseln.
2. 1/4 l Fischfond aufkochen, die abgetropften Muscheln hinein geben, den Deckel schließen, bei starker Hitze 4 Minuten garen und den Topf dabei immer wieder rütteln.
3. Die Muscheln herausnehmen und alle noch geschlossenen Muscheln wegwerfen. 12 Muscheln zu Dekoration in der Schale lassen, die anderen auslösen.
4. Die gewaschenen Fischkoteletts in den heißen Muschelsud legen, den Deckel schließen und den Fisch bei schwächster Hitze 7–8 Minuten gar ziehen lassen. Nach 3 Minuten wenden.
5. Die Koteletts aus dem Sud heben, von Haut und Gräten befreien und das Fischfleisch in mundgerechte Würfel schneiden.
6. Die Möhre und die Petersilienwurzel schälen, der Länge nach in Scheiben, dann in Streifen und

schließlich in feine Würfel schneiden. Die Selleriestangen putzen, die Fäden abziehen und sie in feine Scheiben schneiden.
7. Die Butter in einem Topf zerlassen und das Gemüse bei mäßiger Hitze darin andünsten. 3 Esslöffel Wein zugeben, 1 Liter Fischfond zugießen und die Suppe noch einmal aufkochen lassen. Mit Salz und Pfeffer abschmecken. Die Hitze reduzieren und die Muscheln, die Fischwürfel und die Garnelen einlegen.
8. Die Suppe 2 Minuten ziehen lassen und zum Servieren mit Kerbelblättchen bestreuen.

Zubereitungszeit ca. 45 Minuten.

Gemüsecremesuppe

Zutaten für 4 Personen

600 g Teltower Rübchen
200 g Möhren
1 Petersilienwurzel
1 1/2 l Gemüsebrühe
1 TL Mehl
3 EL Butter
1 Prise Salz und weißer Pfeffer
2 EL alkoholfreier, halbtrockener Weißwein
1 Prise Zucker
3 EL Creme fraiche
20 g Kerbel

Zubereitung

1. Teltower Rübchen, Möhren und Petersilienwurzel waschen, schälen und in kleine Würfel schneiden.
2. Mit der Gemüsebrühe in einem Topf aufkochen und bei schwacher Hitze 15 Minuten köcheln lassen
3. Das gegarte Gemüse und die Kochflüssigkeit mit einem Stabmixer pürieren.
4. Mehl und Butter zu einem Kloß verkneten, in die Suppe geben und unter Rühren mit einem Schneebesen darin auflösen.
5. Die Suppe einige Minuten köcheln lassen. Mit Salz, Pfeffer, Wein und Zucker abschmecken.
6. Creme fraiche in die Suppe rühren und jede Portion mit Kerbelblättchen garniert anrichten.

Zubereitung ca. 30 Minuten.

Grießnockerlsuppe

Zutaten für 4 Personen

30 g Butter oder Margarine
70 g grober Grieß
1 Ei
1/2 TL Salz
1 Messerspitze Muskatnuss
1 l Fleischbrühe, evtl. aus Rindfleischfond
1/2 Bund Petersilie

Zubereitung

1. Die weiche Butter schaumig rühren, nach und nach den Grieß und das Ei untermischen und die Masse mit Salz und Muskatnuss würzen.
2. Die Fleischbrühe zum Kochen bringen.
3. Von der Grießmasse nach und nach mit einem feuchten Teelöffel einen gehäuften Löffel voll abstechen und mit einem anderen feuchten Teelöffel darauf drücken und so Nockerl formen.
4. Zur Probe erst ein Nockerl in die Brühe geben. Bleibt dieses ganz, die restlichen hinzufügen und mit halb abgedecktem Topf 20 Minuten, danach ohne Hitzezufuhr weitere 10 Minuten gar ziehen lassen. Zerfällt das erste Nockerl, einfach noch etwas Grieß zur Masse hinzufügen.
5. Petersilie waschen, abtropfen, klein hacken und über die fertige Suppe streuen.

Zubereitungszeit ca. 40 Minuten.

Hühnersuppe mit Eierstich

Zutaten für 6 Personen

1 kleines Suppenhuhn
2 l Wasser
2 TL Salz
2 TL Zucker
1 St. Petersilienwurzel
1 Möhre
1/2 Bund Petersilie

Eierstich

3 Eier
150 ml Milch oder Brühe
1 Prise Salz und Pfeffer
Butter zum Einfetten

Zubereitung

1. In einem Topf das Wasser mit dem Salz und dem Zucker zum Kochen bringen.
2. Das Fleisch gut abspülen, in das Wasser geben und bei mittlerer Hitze köcheln lassen.
3. Das Gemüse waschen, putzen, in Würfel schneiden und nach 30 Minuten zur Hühnerbrühe geben.
4. Je nach Beschaffenheit beträgt die Garzeit 1 1/2-2 Stunden.
5. Während die Suppe gart, den Eierstich zubereiten: Ein kleines Gefäß mit Butter auspinseln, alle Zutaten kräftig verquirlen und in das Gefäß füllen, das Gefäß ins Wasserbad stellen, ankochen und bei geringer Hitzezufuhr 20–30 Minuten stocken lassen, wenn der Eierstich fest ist, wird er aus der Form gestürzt und in kleine Würfel geschnitten.
6. Das gegarte Fleisch herausnehmen, die Brühe durch ein Sieb gießen, auffangen und wieder in den Topf geben.
7. Das Fleisch, ohne Haut, in Würfel schneiden, mit dem Eierstich zur Brühe geben, kurz erhitzen, abschmecken und die gehackte Petersilie darüber streuen.

Zubereitungszeit ca. 2 Stunden.

Hühnersuppe mit Reis und Spargel

Zutaten für 6 Personen

1 kleines Suppenhuhn
2 l Wasser
2 TL Salz
2 TL Zucker
1 St. Petersilienwurzel
1 Möhre
200 g Reis
400 g frischer oder tiefgefrorener Spargel
1/2 Bund Petersilie

Zubereitung

1. In einem großen Topf das Wasser mit Salz und Zucker zum Kochen bringen.
2. Das Huhn gut abspülen, in das Wasser geben und köcheln lassen.
3. Gemüse waschen, putzen, nach 30 Minuten zum Huhn geben und 1 1/2-2 Stunden köcheln lassen.
4. Das Fleisch entfernen, den geschälten, in Würfel geschnittenen Spargel und den gewaschenen

Reis in die Fleischbrühe geben und 20–25 Minuten garen lassen.
5. Das Fleisch, ohne Haut in Würfel schneiden, in die Suppe geben. Noch einmal kurz erhitzen, die gehackte Petersilie darüber streuen und würzig abschmecken

Zubereitungszeit ca. 2 Stunden.

Kartoffelsuppe mit Bockwurst

Zutaten für 4 Personen

500 g Kartoffeln
2 Möhren
1 St. Petersilienwurzel
1/4 Sellerie
1 l Fleischbrühe
1 EL Butter
2 Messerspitzen Salz, Pfeffer, gem. Liebstöckel
1 TL Majoran
4 Bockwürste
1/4 TL Muskatnuss
1/8 l Sahne
1 Bund Petersilie

Zubereitung

1. Die Kartoffeln schälen, waschen und in 2 cm große Würfel schneiden.
2. Das Gemüse putzen und ebenfalls klein schneiden.
3. Die Butter in einem Topf zerlassen. Die Kartoffelwürfel und das Gemüse darin anbraten, mit der Fleischbrühe übergießen, Salz, Pfeffer, Liebstöckel und Majoran dazugeben und zugedeckt bei kleiner Flamme 20–25 Minuten kochen lassen.
4. Gut die Hälfte der Kartoffelwürfel aus der Suppe nehmen. Die restliche Suppe mit einem Mixer klein pürieren.
5. Die Wurst in dicke Scheiben schneiden und in der Suppe 5–7 Minuten garen.
6. Kartoffelwürfel wieder hinzugeben mit Muskatnuss abschmecken, die Sahne und die gehackte Petersilie hinzufügen und die Suppe erneut erhitzen, aber nicht kochen lassen.

Garzeit ca. 30 Minuten.
Nach der 12.–14. Woche kann Liebstöckel mit einem kleinen Zwiebel ausgetauscht und auch 1 Stück Porree hinzu gegeben werden.

Kartoffelsuppe mit Räucherfisch

Zutaten für 4 Personen

600 g Kartoffeln
1 EL Butter
800 ml Gemüsebrühe
200 g geräucherte Forellenfilets, Räucheraalfilets oder Räucherlachs
$1/2$ TL gem. Liebstöckel
2 Eigelbe
100 ml Sahne
Pfeffer, evtl. Salz
2 EL Dill

Zubereitung

1. Kartoffeln schälen, waschen und in feine Würfel schneiden.
2. Die Butter in einem Topf erhitzen, die Kartoffelwürfel hinzugeben und bei geringer Hitze anbraten.
3. Das Ganze mit der Gemüsebrühe und dem Liebstöckel aufkochen und ca. 20 Minuten köcheln lassen.
4. Die gegarten Kartoffeln mit einem Stabmixer zerkleinern.
5. Den Räucherfisch in feine Steifen schneiden, in die Suppe geben und diese vorsichtig erhitzen.
6. Die Eigelbe mit der Sahne verquirlen. Die Suppe vom Herd nehmen, die Eigelbsahne unterrühren und die Suppe erneut erwärmen, aber nicht kochen lassen und evtl. mit Salz abschmecken.

Die fertige Suppe in tiefe Teller füllen und mit Dill garnieren.

Garzeit 30 Minuten.
Mein Tipp: Die Suppe schmeckt kräftiger, wenn man in der Butter 2 EL geräucherten Schinken mit den Kartoffeln zusammen anbrät. Nach der 12.–14. Woche kann der Liebstöckel mit 1 Zwiebel ausgetauscht werden, die mit den Kartoffelwürfeln im Fett angebraten wird.

Käsebouillon

Zutaten für 4 Personen

1 l Fleischbrühe
2 Eier
2 Schmelzkäseecken zu je ca. 62 g
$1/2$ Bund Petersilie

Zubereitung

1. Die Eier hart kochen, kalt abschrecken, schälen und abkühlen lassen. Dann in kleine Würfel schneiden.

2. Den Schmelzkäse in kleine Würfel schneiden.
3. Die Fleischbrühe erhitzen, die Schmelzkäsewürfel hinzugeben und mit dem Schneebesen so lange rühren, bis der Käse in der heißen Bouillon aufgelöst ist.
4. Petersilie klein hacken.
5. Die gewürfelten Eier in Suppentassen oder in Teller verteilen, mit der Käsebouillon auffüllen und die Suppe mit Petersilie bestreuen.

Garzeit 15 Minuten.

Käsecremesuppe, 1. Variante

Zutaten für 4 Personen
1 EL Butter
2 EL Mehl
800 ml Fleischbrühe
2 Ecken Schmelzkäse
150 g geriebenen Käse
evtl. Salz und Muskatnuß
200 ml Sahne

Zubereitung
1. Butter in einem Topf erhitzen und mit dem Mehl eine Einbrenne bereiten und nach und nach mit der heißen Fleischbrühe auffüllen und einige Minuten aufkochen lassen.
2. Den Schmelzkäse darin auflösen.
3. Die Sahne, Muskatnuss und Salz hinzufügen, den frisch geriebenen Käse unterrühren und schmelzen lassen.

Garzeit 30 Minuten.

Käsecremesuppe, 2. Variante

400 g Blattspinat mit in die Suppe geben und vorsichtig garen.

Käsecremesuppe, 3. Variante

In den ersten Wochen kann man 250 g Hackfleisch anbraten, 400 g Blattspinat dazugeben und das dann mit der Fleischbrühe auffüllen und 20 Minuten garen lassen. Darin den Schmelzkäse auflösen, die Sahne mit dem Mehl verrühren und zur Suppe geben. Den frisch geriebenen Käse unterrühren und die Suppe würzig abschmecken.

Käsecremesuppe, 4. Variante

Nach der 12.–14. Woche kann man den Blattspinat gegen eine große Stange Porree austauschen.

Krabbensuppe

Zutaten für 4 Personen

1 Möhre
1 Stange Stangensellerie
1 Petersilienwurzel
2 EL Krebsbutter
750 ml Fleischbrühe
250 ml halbtrockener, alkoholfreier Weißwein
400 ml Sahne
400 g Nordseekrabben
Salz, Liebstöckel, weißer Pfeffer
1/2 Bund Dill

Zubereitung

1. Das Gemüse waschen, putzen, in feine Würfel schneiden und in der Krebsbutter andünsten.
2. Die Fleischbrühe und den Weißwein hinzugeben, die Suppe dann 15 Minuten köcheln lassen.
3. Die Suppe von der Kochstelle nehmen und mit einem Stabmixer pürieren.
4. Die Hälfte der Sahne hinzufügen, mit Salz, Pfeffer und Liebstöckel würzig abschmecken.
5. Einige Krabben zum Garnieren zurückbehalten, die restlichen in die Suppe geben und gar ziehen lassen.
6. Die übrige Sahne steif schlagen, etwas davon zum Garnieren zurückbehalten und den Rest vorsichtig unter die Suppe ziehen.

Die Krabbensuppe in vorgewärmten Suppentellern verteilen, einen Klecks Sahne darauf setzen und mit Krabben und fein gehacktem Dill garnieren.

Zubereitungszeit ca. 30 Minuten.

Kürbiscremesuppe, 1. Variante

Zutaten für 4 Personen

1 kleiner Kürbis (geputzt ca. 800 g)
1 EL Butterschmalz
$^1/_2$ TL Liebstöckel
800 ml Gemüsebrühe
2 TL Zucker
100 ml saure Sahne
100 ml Sahne
Pfeffer, Salz
gehackte Petersilie

Zubereitung

1. Den Kürbis halbieren und entkernen, die Schale entfernen. Das gewonnene Fruchtfleisch in kleine Würfel schneiden.
2. Das Schmalz in einem Topf erhitzen, Kürbiswürfel andünsten, Gemüsebrühe und Gewürze dazugeben, ca. 12 Minuten köcheln lassen.
3. Wenn der Kürbis weich ist, den Topf von der Hitzequelle nehmen und die Suppe mit einem Stabmixer pürieren.
4. Saure Sahne hinzugeben und würzig abschmecken.
5. Die Sahne steif schlagen und kurz vor dem Servieren unterheben.

Zubereitungszeit ca. 30 Minuten.

Kürbiscremesuppe, 2. Variante

Die Suppe mit 600 g Kürbis und 300 g Möhren zubereiten.

Kürbiscremesuppe, 3. Variante

Nach der 12.–14. Woche kann man die Suppe auf asiatische Art Zubereiten, in dem man 1 Zwiebel mit anschwitzt, 400 ml Gemüsebrühe und 1 D Kokosmilch auffüllt. Mit $^1/_2$ TL Curry, 1 Messerspitze Zitronengras, Koriander, Anis, Zimt und evtl. Chili abschmecken. Je nach Geschmack 3 EL Apfelsaft hinzufügen. Die Suppe dann, wie oben beschrieben, weiter zubereiten.

Möhrencremesuppe, 1. Variante

Zutaten für 4 Personen

800 g Möhren
1 Msp. fein gehackter Ingwer
1 EL Butter
800 ml Gemüsebrühe
100 ml saure Sahne
100 ml Sahne
Salz, Kurkuma nach Geschmack
gehackte Petersilie

Zubereitung

1. Möhren schälen, in feine Scheiben schneiden und in Butter andünsten.
2. Ingwer hinzufügen und mit andünsten. Die Gemüsebrühe aufschütten.
3. Mit Salz und Kurkuma würzen und 20 Minuten köcheln lassen.
4. Wenn die Möhren weich sind, den Topf von der Hitzequelle nehmen und mit einem Stabmixer pürieren.
5. Die saure Sahne unterrühren und würzig abschmecken.
6. Sahne steif schlagen und vor dem Servieren unterheben.
7. Gehackte Petersilie darüber streuen.

Garzeit 30 Minuten.

Möhrencremesuppe, 2. Variante

Zu den Möhren 100 g Äpfel, Mangos oder Orangen mitgaren, Obst gibt der Suppe eine fruchtige Note. Achten Sie bei der Obstsorte auf die Verträglichkeit!

Möhrencremesuppe, 3. Variante

Nach der 12.–14. Woche 1 Bund Frühlingszwiebeln putzen, das Weiße der Zwiebel fein hacken und mit den Möhren und dem Ingwer andünsten. Mit feinen Zwiebelgrünringen garnieren. Kurkuma kann nun gegen Curry ausgetauscht werden.

Schokoladensuppe mit Eis

Zutaten für 4 Personen

1 1/2 l Milch
60 g Kakao
1 EL Pulverkaffee
6 EL Zucker
70 g Speisestärke
500 g Vanilleeis

Zubereitung

1. Von der Milch 5 EL nehmen und diese mit dem Zucker und der Speisestärke verrühren.
2. Die restliche Milch mit Kakao und Pulverkaffee in einem Topf zum Kochen bringen.
3. Die kochende Milch von der Hitzequelle nehmen, die angerührte Speisestärke hinzufügen und unter stetigem Rühren nochmals aufkochen lassen.
4. Die Suppe noch einmal abschmecken, auf die Teller geben und 2 Kugeln Vanilleeis in die Mitte setzen.

Im Sommer schmeckt diese Suppe auch kalt.

Zubereitungszeit 15 Minuten.

Schokoladensuppe mit Schneeklößchen

Die Suppe wird wie oben beschrieben zubereitet.
Für die Schneeklößchen: 1 Eiweiß und 1 TL Zucker zu Schnee schlagen. Dann mit einem Teelöffel auf die heiße Suppe setzen und stocken lassen.
Mein Tipp: Die Schneeklößchen schmecken auch zu den Obstkaltschalen sowie in der Kürbis- und Möhrencremesuppe.

Spargelcremesuppe

Zutaten für 4 Personen

1 kg Spargel
1 l Hühnerbrühe
2 EL Butter
4 EL Mehl
2 Eigelbe
1/8 l Sahne
1/2 Tasse halbtrockener, alkoholfreier Sekt
je 1 Prise Salz und Pfeffer
Zum Garnieren: gehackte Petersilie

Zubereitung

1. Die Spargelköpfe in etwa 5 cm lange Stücke schneiden.
2. Die Spargelstangen schälen, die holzigen Enden entfernen und in 4 cm lange Stücke schneiden.
3. Die Hühnerbrühe zum Kochen bringen, die Spargelköpfe bei milder Hitze 10–15 Minuten kochen lassen, mit einem Schaumlöffel herausnehmen und abtropfen lassen.
4. Den restlichen Spargel nun in die Hühnerbrühe geben und 25–30 Minuten kochen lassen.
5. Den Topf von der Kochstelle nehmen und den Inhalt mit einem Stabmixer pürieren.
6. Die Butter in einem Topf zerlassen, das Mehl hinzugeben und goldgelb anschwitzen. Die Spargelbrühe nach und nach dazugießen, den Sekt unterrühren und unter ständigem Rühren 5 Minuten köcheln lassen.
7. Die Eigelbe mit Sahne verquirlen und einig Esslöffel von der heißen Suppe unterrühren.
8. Die Suppe von der Hitzequelle nehmen, das Sahnegemisch unter die Spargelsuppe ziehen, die Spargelköpfe wieder in die Suppe geben und noch einmal erwärmen, aber nicht mehr kochen lassen.
9. Mit der Petersilie garnieren.

Garzeit ca. 45 Minuten.

Spargelcremesuppe mit Krabben

Zutaten für 4 Personen

600 g Spargel
1 l Wasser
3 TL Butter
1 TL Zucker
1 TL Salz
250 ml Sahne
3 gehäufte TL Mehl
200 g Krabben
Zum Garnieren: Petersilie

Zubereitung

1. Den Spargel waschen, schälen und in 2 cm lange Stücke schneiden.
2. Die Spargelstücke mit Wasser, Zucker, Salz und der Butter in einem Topf zum Kochen bringen und 25–30 Minuten bei kleiner Hitze garen.

3. Drei Esslöffel Sahne mit dem Mehl verrühren, zur Suppe geben, unter ständigem Rühren kurz aufkochen und würzig abschmecken.
4. Die restliche Sahne steif schlagen und unter die Spargelsuppe ziehen.
5. Die Krabben kurz abspülen, in die heiße Suppe geben und diese nicht mehr kochen lassen.

Garzeit 30 Minuten.

Eintöpfe, herzhaft und gesund

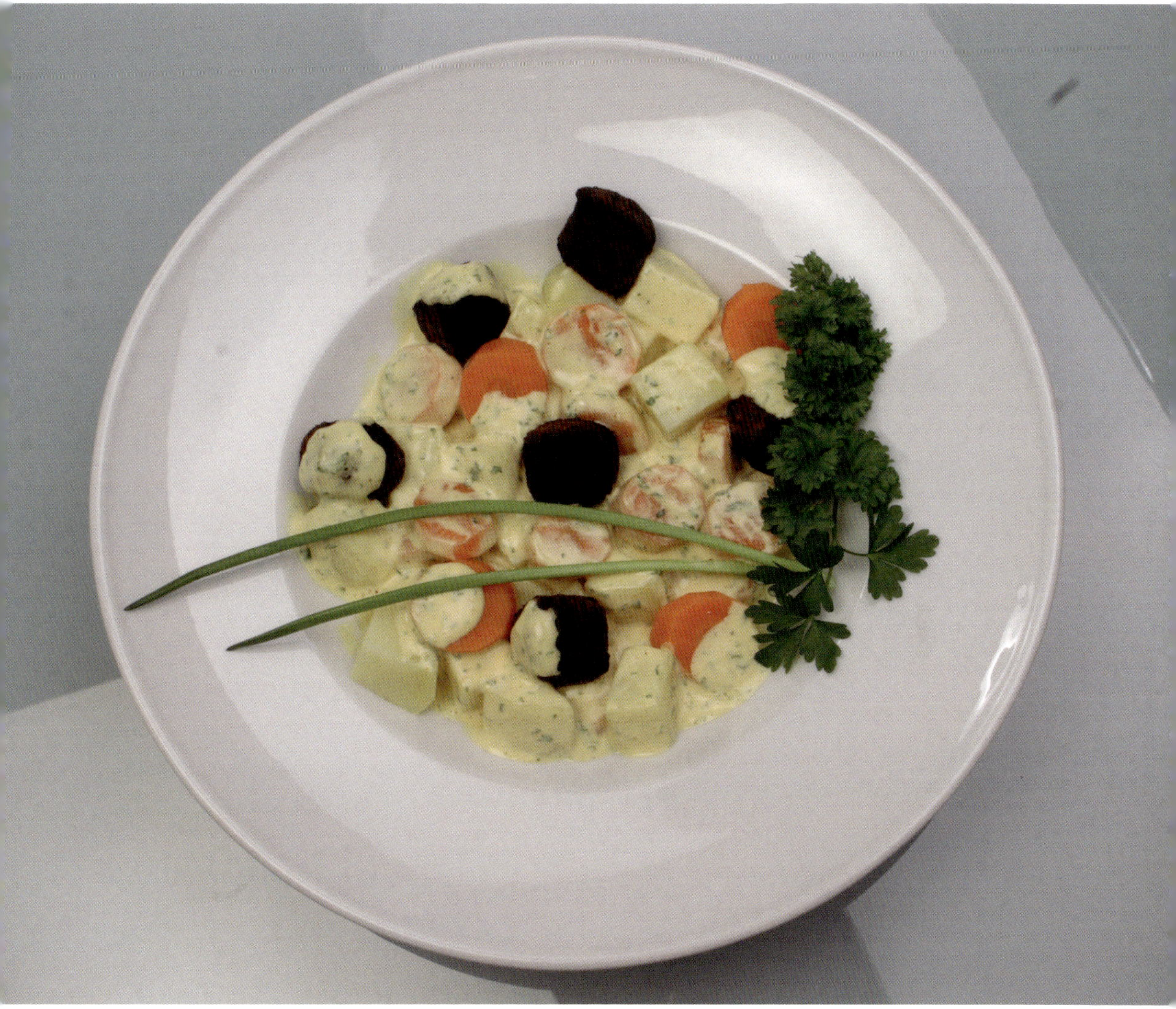

Fenchel-Hackeintopf

Zutaten für 4 Personen

600 g Fenchel
400 g mehlige Kartoffeln
250 g gemischtes Hackfleisch
2 EL Butter
1/8 l Fleischbrühe
1/8 l Sahne
Salz, weißer Pfeffer
evtl. etwas Soßenbinder

Zubereitung

1. Von den Fenchelknollen die Stiele abschneiden, äußere harte oder braune Stellen abschneiden. Etwas Fenchelgrün waschen, fein hacken und zur Seite stellen.
2. Die Fenchelknolle halbieren und in Scheiben schneiden.
3. Kartoffeln waschen, schälen und ebenfalls in Scheiben schneiden.
4. Die Butter in einem Topf zerlassen, das Hackfleisch hineinbröckeln, und auf kleiner Flamme braun anbraten und mit Salz und Pfeffer würzen.
5. Schichtweise Fenchel und Kartoffeln darüber geben und mit der Fleischbrühe und der Sahne begießen.
6. Das Gemüse in einem zugedeckten Topf, ohne umrühren bei 25 Minuten garen lassen.
7. Am Ende der Garzeit Fencheltopf vermischen, würzig abschmecken und gegebenenfalls mit etwas Soßenbinder andicken.
8. Fenchelgrün darüber streuen.

Garzeit ca. 25 Minuten

Gemüseallerlei mit geräucherter Putenbrust

Zutaten für 4 Personen

600 g verschiedene Gemüsesorten, je nach Verträglichkeit
400 g Kartoffeln
2 EL Butterschmalz
1/8 l Fleischbrühe
1/8 l Sahne
250 g geräucherte Putenbrust
60 g Sahneschmelzkäse
Salz, Pfeffer
evtl. etwas Soßenbinder
2 EL gehackte Petersilie

Zubereitung

1. Das Gemüse und die Kartoffeln waschen, schälen und in 2 cm große Würfel schneiden.
2. Die Putenbrust ebenfalls in Würfel schneiden.
3. Das Butterschmalz in einem flachen Topf zerlassen, das Gemüse, die Kartoffeln und die Putenbrust hinzugeben, auf kleiner Flamme unter Umwenden anbraten.
4. Die Fleischbrühe und die Sahne hinzufügen und 25 Minuten weiter garen.
5. Den Schmelzkäse in Würfel schneiden, unter das Gemüse mischen und schmelzen lassen.
6. Mit Salz und Pfeffer würzig abschmecken und evtl. mit etwas Soßenbinder binden.
7. Die gehackte Petersilie dazu geben.

Garzeit ca. 25 Minuten.

Kartoffeleintopf

Zutaten für 4 Personen

500 g Kartoffeln
150 g Staudensellerie
200 g Zucchini
2 EL Öl
400 g Rinderhack
800 ml Gemüsebrühe
Salz, Pfeffer, Liebstöckel
je 1 Prise Muskat und Kümmel

Zubereitung

1. Kartoffeln schälen, waschen, würfeln.
2. Sellerie putzen und in Stücke schneiden.
3. Zucchini waschen und in Scheiben schneiden.
4. Öl in einem Topf erhitzen, Rinderhack hinzugeben und krümelig braten.
5. Die Kartoffeln und das restliche Gemüse zugeben, kurz mit braten, die Brühe angießen und 15 Minuten köcheln lassen.
6. Den Eintopf mit Salz, Pfeffer, Liebstöckel, Muskat und Kümmel abschmecken und heiß servieren.

Zubereitung cr. 30 Minuten.
Je nach Geschmack und Verträglichkeit kann das Gemüse beliebig ausgewählt werden.

Kartoffel-Fisch-Eintopf (nach der 6. Woche)

Zutaten für 4 Personen

4 Tomaten
1 Stangensellerie
500 g fest kochende Kartoffeln
3 EL Olivenöl
500 ml Fischfond
125 ml alkoholfreier Weißwein
je 200 g Seebarsch, Goldbrassen, Schollenfilet und Lachs
1/2 TL Safranfäden
1 Bund Bärlauch
Salz, schwarzer Pfeffer

Zubereitung

1. Tomaten blanchieren, häuten und würfeln. Sellerie putzen, Grün und Wurzelende abschneiden und in 2 cm lange Stücke schneiden. Kartoffeln waschen, schälen und in Würfel schneiden.
2. Öl in einem großen Topf erhitzen. Das Gemüse zugeben, kurz anbraten, Fischfond und Wein zugießen und alles 5 Minuten kochen lassen.
3. Den Fisch abbrausen, in mundgerechte Stücke schneiden und in den Topf geben.
4. Safran im warmen Wasser auflösen und untermischen.
5. Bärlauch putzen, klein hacken und in den letzten Minuten zum Eintopf geben. Diesen mit Salz und Pfeffer kräftig abschmecken.

Zubereitung ca. 50 Minuten
Nach der 12.–14. Woche kann 1 Gemüsezwiebel hinzu gegeben und Bärlauch gegen 2 Knoblauchzehen ausgetauscht werden.

Möhreneintopf, 1. Variante

Zutaten für 4 Personen

500 g mageres Schweine- oder Rindfleisch
evtl. 100 g gekochter Schinken
1 kg Möhren
1 kg Kartoffeln
750 ml Wasser
Salz, Pfeffer, Liebstöckel
1 Prise Zucker
2 EL gehackte Petersilie

Zubereitung

1. Das Fleisch mit dem Wasser in einem Topf zum Kochen bringen und auf niedriger Flamme ca. 60 Minuten köcheln lassen.
2. Währenddessen die Möhren und die Kartoffeln waschen, schälen und in Würfel schneiden.
3. Den Schinken mit dem Gemüse zum Fleisch geben.

4. Die Gewürze dazumischen und das alles weitere 30 Minuten garen lassen.
5. Nach dem Garen das Fleisch und den Schinken aus dem Gemüse nehmen, in Würfel schneiden und warm stellen.
6. Den Eintopf mit einem Stampfer etwas zerdrücken, würzig abschmecken und mit der Petersilie bestreuen.

Garzeit ca. 90 Minuten.
Nach der 12.–14. Woche kann der Liebstöckel gegen 1 Zwiebel ausgetauscht werden.

Möhreneintopf, 2. Variante

Zutaten für 4 Personen

750 g Möhren
400 g Kartoffeln
3 EL Butter
1 EL Zucker
500 ml Wasser
400 ml zartes Schweinefleisch
$^1/_2$ TL Salz
1 EL Öl
Salz, Pfeffer
$^1/_8$ l Fleischbrühe
6 EL Sahne
1 EL Mehl
1 Bund Petersilie

Zubereitung

1. Die Möhren und die Kartoffeln waschen, schälen und in kleine Würfel schneiden.
2. Die Butter in einem großen Topf zerlassen, den Zucker darüber streuen und karamellisieren lassen.
3. Die Möhrenwürfel dazu geben und bei ständigem Rühren leicht anbraten.
4. Die Kartoffelwürfel mit dem Wasser und dem Salz dazu geben und zugedeckt bei milder Hitze ca. 25 Minuten garen lassen.
5. Das Fleisch abwaschen und in 2 cm große Würfel schneiden.
6. Das Öl in einer Pfanne erhitzen, die Fleischwürfel darin rundherum braun anbraten und mit Salz und Pfeffer würzen.
7. Das Fleisch mit der Fleischbrühe auffüllen und bei milder Hitze 40 Minuten garen.
8. Die Sahne mit dem Mehl verrühren

9. Den Möhreneintopf mit dem Fleisch und dem angerührtem Mehl mischen. Einige Male aufkochen lassen und würzig abschmecken.
10. Petersilie waschen, klein hacken und in den Eintopf geben.

Garzeit 60 Minuten.
Je nach Verträglichkeit können bei beiden Varianten die Möhren gegen andere Gemüsesorten, wie z. B. Spargel, Schwarzwurzel, Fenchel, Pastinake oder Zucchini ausgetauscht werden.

Kartoffel-Möhrenpfanne mit Hackbällchen

Zutaten für 4 Personen

Für die Hackbällchen:
400 g gemischtes Hackfleisch
1 Ei
2 EL Paniermehl
1 TL Salz
1 TL Senf
1/2 TL Majoran
1 Prise Pfeffer
Für die Kartoffel-Möhrenpfanne
500 g Möhren
750 g Kartoffeln
Salz, weißer Pfeffer
1/2 TL Kurkuma
2 EL Mehl,
200 ml Sahne
750 ml Wasser
2–3 TL Instant-Gemüsebrühe
1 Bund gehackte Petersilie.

Zubereitung

1. Hackfleisch mit Ei, Salz, Senf, Majoran, Pfeffer und Paniermehl verkneten, kleine Klößchen formen und diese in heißem Fett rundum ca. 2 Minuten braun anbraten.
2. In der Zwischenzeit die Möhren und Kartoffeln schälen und waschen, anschließend in 2 cm große Stücke schneiden.
3. Die Hackbällchen aus der Pfanne nehmen, die Möhren und die Kartoffeln im Bratfett kurz andünsten und das Gemüse mit Salz und Pfeffer würzen. Kurkuma und Mehl darüber streuen, anschwitzen. Mit Wasser und Sahne ablöschen und aufkochen lassen. Die Gemüsebrühe-Mischung drüberstreuen.
4. Alles bei mittlerer Hitze zugedeckt 12 bis 15 Minuten garen.
5. Die Hackbällchen dazufügen und erwärmen, eventuell noch einmal nachwürzen.

Zubereitungszeit ca. 30 Minuten.

Nach der 12.–14. Woche kann Kurkuma gegen Curry ausgetauscht werden.

Tolle Salate zum satt essen

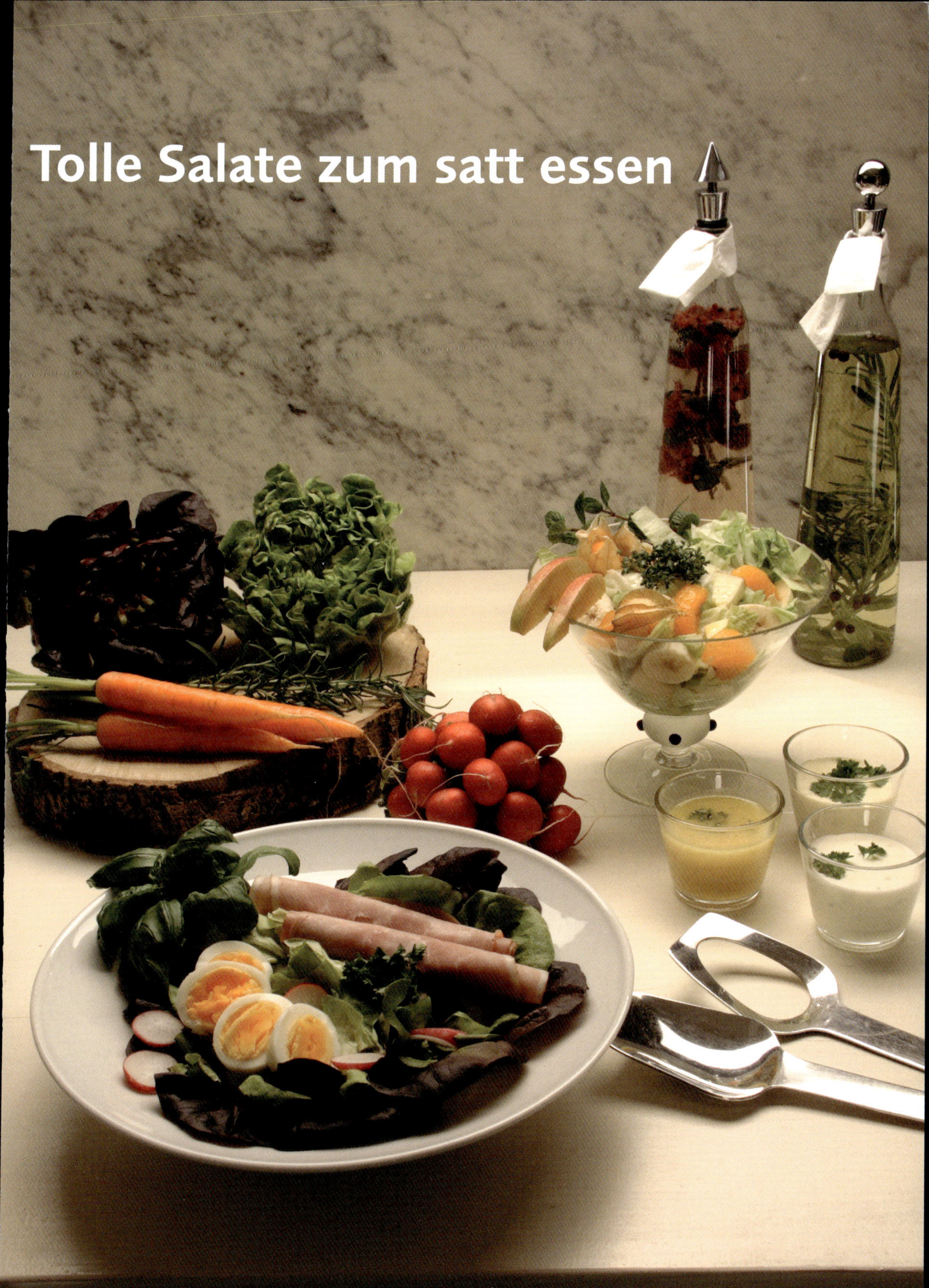

Auberginensalat mit Bärlauch

Zutaten für 4 Personen

500 g Auberginen
1 Bund Bärlauch
5 EL Olivenöl
1 Glas halbtrockener, alkoholfreier Weißwein
3 EL Apfelsaftkonzentrat
1/2 TL Salz
2 Msp. Pfeffer
1/2 TL Liebstöckel
Thymian, Basilikum
250 g Schafskäse

Zubereitung

1. Die Auberginen waschen, in 1/2 cm dicke Scheiben schneiden und anschließend mit Salz bestreuen und zugedeckt 10 Minuten ziehen lassen. So werden der Aubergine die Bitterstoffe entzogen. Anschließend mit einem saugfähigen Papier abtupfen.
2. Den Bärlauch putzen und grob hacken.
3. 2 EL Öl in einem flachen Topf erhitzen und die Auberginenscheiben von beiden Seiten 4 Minuten darin braten.
4. Den Bärlauch dazufügen, den Weißwein und das Apfelsaftkonzentrat beimengen und etwa 15 Minuten weich dünsten.
5. Die Auberginenscheiben herausnehmen und abkühlen lassen. Die Flüssigkeit im offenen Topf noch etwas einkochen lassen, vom Herd nehmen und das restliche Öl unterrühren. Mit Salz, Pfeffer, Liebstöckel, Thymian und Basilikum abschmecken.
6. Den Schafskäse in dünne Scheiben Schneiden und mit den Auberginen mischen.
7. Die abgekühlte Salatsauce unterheben und würzig abschmecken.

Zubereitung ca. 30 Minuten.
Passt gut zu gebratenem Fisch und Lammkoteletts
Nach der 6. Woche kann man Tomatenscheiben von 4 Tomaten hinzugeben.
Nach der 12.–14. Woche kann Liebstöckel gegen 2 Zwiebel das Apfelsaftkonzentrat gegen Zitronensaft ausgetauscht werden.

Chicoréesalat mit Mandarinen

Zutaten für 4 Personen

500 g Chicorée
1 Dose Mandarinen
2 EL Mandarinensaft
1 EL alkoholfreier Sekt
1–2 Msp. Salz
2 Msp. Zucker
3 EL Öl

Zubereitung

1. Die schlechten Blätter des Chicorées von der Staude entfernen. Diese waschen, trocken tupfen und das Wurzelende abschneiden. Mit einem spitzen Messer den Keil aus dem Wurzelende herausschneiden, da dieser bitter schmeckt.
2. Die Staude in 1 cm breite Ringe schneiden, so dass diese zu Steifen zerfallen.
3. Die Mandarinen aus der Dose holen, durch ein Sieb schütten und den Saft dabei auffangen.
4. Den Mandarinensaft mit dem Sekt, Salz und Zucker gut verrühren und mit Öl verschlagen.
5. Die Chicoréestreifen mit den Mandarinen vermischen und das Dressing über den Salat geben.

Zubereitungszeit ca. 20 Minuten.
Passt gut zu kurz gebratenem Fleisch, Wild und Geflügel
Nach der 12.–14. Woche können die Mandarinen gegen frische Orangen,
der Mandarinensaft gegen Zitronen- oder Apfelsinensaft ausgetauscht werden.

Eisbergsalat mit Früchten

Zutaten für 4 Personen

1 kleiner Kopf Eisbergsalat
5 EL Öl
1–2 EL Papayasaft
1/2 TL Salz
1 Prise Zucker
1 TL mittescharfer Senf
1 Dose Papaya
1 Banane

Zubereitung

1. Den Eisbergsalat von den äußeren, schlechten Blättern entfernen.
2. Die Blätter lösen und unter fließendem Wasser abspülen, trocknen und in kleine Stücke reißen.

3. Die Papaya aus der Dose nehmen, durch ein Sieb schütten und den Saft dabei auffangen.
4. Die Papaya in 1 cm große Stücke schneiden, die Banane schälen und ebenfalls in Scheiben schneiden.
5. Das Öl mit dem Papayasaft, dem Salz, dem Zucker und dem Senf solange verrühren, bis sich Salz und Zucker gelöst haben.
6. Den Salat mit den Früchten vermischen, das Dressing dazugeben und alles noch einmal vorsichtig vermengen.

Zubereitung ca. 20 Minuten.
Passt gut zu kurz gebratenem Fleisch, Wild, Geflügel und Fisch. Nach der 12.–14. Woche kann man die Papaya gegen 2 frische Mandarinen austauschen und je nach Geschmack den Senf mit einem halben Teelöffel Curry ersetzen.

Feldsalat mit Mango

Zutaten für 4 Personen

200 g Feldsalat
4 reife Mangos
2 Birnen
200 g Lachsschinken in Scheiben
4 EL Apfelsaftkonzentrat
2 EL Leinsamen
1 TL Zucker
Salz, weißer Pfeffer
4 EL Öl

Zubereitung

1. Den Feldsalat verlesen, waschen und durch ein Sieb abtropfen lassen.
2. Die Birnen schälen, in Viertel schneiden, das Kerngehäuse entfernen und die Spalten dann in Würfel schneiden.
3. Mangos schälen, das Fruchtfleisch vom Kern schneiden und würfeln.
4. Alle vorbereiteten Zutaten auf einem Teller anrichten.
5. Apfelsaftkonzentrat, Salz, Zucker, Pfeffer und Leinsamen verrühren und zum Schluss das Öl darunter mischen.
6. Die Marinade über den Salat gießen und durchziehen lassen.
7. Die Lachsschinken in Streifen schneiden und vor dem Servieren unter den Salat heben.

Zubereitungszeit ca. 20 Minuten
Dazu schmeckt besonders gut Knäckebrot oder Vollkornbrot mit Butter.

Nach der 12.–14. Woche können die Birnen gegen 2 Orangen und das Apfelsaftkonzentrat gegen Zitronensaft ausgetauscht werden.

Fenchelsalat

Zutaten für 4 Personen

2 Fenchelknollen
1 Apfel
1 Birne
100 g gekochter Schinken
4 EL Öl
1 EL Apfelsaftkonzentrat
2 Msp. Liebstöckel
Salz, Pfeffer

Zubereitung

1. Das Öl mit dem Apfelsaftkonzentrat, Salz, Pfeffer und Liebstöckel gut verrühren.
2. Von den Fenchelknollen die Stiele und die äußeren harten Rippen abschneiden und einige zarte Blätter aufheben.
3. Den Fenchel waschen, abtrocknen, halbieren und in dünne Scheiben schneiden, die zu Rippen zerfallen.
4. Den gekochten Schinken in kleine Würfel schneiden.
5. Apfel und Birne schälen, in Viertel schneiden, das Kerngehäuse entfernen und ebenfalls in kleine Würfel schneiden.
6. Die Apfel-, Birnen- und Schinkenwürfel mischen und unter den Fenchel heben.
7. Die Salatsauce unterheben und zugedeckt 15 Minuten ziehen lassen. Den Fenchelsalat mit Fenchelgrün garnieren.

Zubereitung ca. 20 Minuten.
Nach der 12.–14. Woche kann die Birne gegen eine Orange und das Apfelsaftkonzentrat gegen Zitronensaft ausgetauscht werden.

Lauwarmer Kartoffel-Zucchini-Salat mit Räucherfisch

Zutaten für 4 Personen
2 Zucchini
400 g vorwiegend fest kochende Kartoffeln
1 Bund Dill
100 g Feldsalat
200 g Räucherfisch z.B. geräucherte Forelle
1 Prise Kümmel
1/2 TL Salz
Salatsauce:
100 g Kartoffeln
50 ml Fleischbrühe
3 EL halbtrockener alkoholfreier Weißwein
1 TL mittelscharfer Senf
3 EL Öl
1/2 TL Liebstöckel
Salz und Pfeffer

Zubereitung

1. Die Kartoffeln waschen und in Salzwasser mit dem Kümmel 20–30 Minuten gar kochen.
2. In der Zwischenzeit die Zucchini waschen, trocknen und in Scheiben schneiden, den Dill fein hacken und den Feldsalat putzen.
3. Für die Salatsauce 100 g Kartoffeln abnehmen und mit der Kartoffelpresse bearbeiten. Die durchgepressten Kartoffeln mit den restlichen Zutaten zu einer Salatsauce verrühren.
4. Die übrigen Kartoffeln in nicht zu dünne Scheiben schneiden und zu den Zucchini in eine Schüssel geben.
5. Die Salatsauce erwärmen, über die Kartoffel-Zucchinimischung gießen und unterheben.
6. Den Räucherfisch in Stücke scheiden und mit dem Feldsalat zum Kartoffelsalat geben.

Zubereitungszeit ca. 25 Minuten. Als Beilage schmeckt gerösteter Tost oder Vollkornbrot mit Butter besonders gut.

Möhren-Apfel-Rohkost

Zutaten für 4 Personen
300 g Möhren
2 säuerliche Äpfel
5 EL Öl
2 EL Apfelsaftkonzentrat
je 2 Stängel Zitronenmelisse, Dill und Petersilie
1 Msp. Salz
1 TL Zucker

Zubereitung

1. Die Kräuter kalt abbrausen, abtropfen lassen, fein scheiden und zugedeckt aufbewahren.
2. Den Apfelsaft mit dem Öl, dem Salz und dem Zucker verrühren. Die Kräuter unterrühren und die Marinade zugedeckt durchziehen lassen.
3. Inzwischen die Möhren schälen und mit einer Reibe raspeln.
4. Die Äpfel schälen, vierteln, das Gehäuse entfernen und diese ebenfalls raspeln.
5. Die Möhren mit den Äpfeln mischen und die Salatsauce unterheben.

Zubereitungszeit ca. 25 Minuten
Nach der 12.–14. Woche kann das Apfelsaftkonzentrat gegen Zitronensaft ausgetauscht und nach Belieben können 1–2 EL Meerrettich sowie 1 EL Haselnüsse zugefügt werden.

Radicchio-Chicorée-Salat

Zutaten für 4 Personen

2 große Stauden Chicoree
1 Kopf Radicchio
200 g Gouda
150 g gekochter Schinken
1 Mango
300 ml Vollmilch-Joghurt
150 ml Creme fraiche
1 TL mittelscharfer Senf
Salz, Pfeffer
1 Bund Petersilie

Zubereitung

1. Aus dem Chicorée den bitteren Strunk herausschneiden.
2. Radicchio und Chicorée putzen, die Blätter lösen, waschen und abtropfen lassen.
3. Käse und Schinken in Streifen schneiden.
4. Die Mango schälen, das Fleisch vom Stein lösen und in Scheiben schneiden. Einige Scheiben zum Garnieren bei Seite legen.
5. Die vorbereiteten Zutaten auf einem Teller anrichten.
6. Joghurt, Creme fraiche und Senf verrühren, das ganze mit Salz und Pfeffer abschmecken und die fein gehackte Petersilie unterheben.

7. Das Dressing auf den Salat geben und mit den Mangoscheiben garnieren.

Zubereitungszeit ca. 20 Minuten
Als Beilage schmeckt Toast, Baguettebrot oder Vollkornbrot mit Butter besonders gut.

Römischer Salat

Zutaten für 4 Personen

1 Römischer Salat
50 g Roquefortkäse
50 g Doppelrahm-Frischkäse
4 EL saure Sahne
einige Tropfen Worcestersauce
Salz, Pfeffer

Zubereitung

1. Den Salat putzen, in einzelne Blätter zerlegen, unter fließendem Wasser abbrausen und in einem Sieb trocknen lassen.
2. Den Roquefortkäse und den Frischkäse mit einer Gabel zerdrücken und glatt rühren.
3. Die saure Sahne mit Worcestersauce, dem Salz und dem Pfeffer verrühren.
4. Die Salatblätter in Streifen schneiden, mit dem Dressing übergießen, die Käsemischung locker unterheben und gleich servieren.

Zubereitung ca. 20 Minuten.
Dazu schmecken gebratener Fisch, Schnitzel, Kotelett, Geflügel oder Steaks.

Rote Bete-Apfel-Rohkost

Zutaten für 4 Personen

$^1/_8$ l saure Sahne
je 1 Msp. geriebene Muskatnuss, Pfeffer und Salz
2 EL gehackte Petersilie
2 Knollen Rote Bete
1 säuerlicher Apfel

Zubereitung

1. Die saure Sahne mit der Muskatnuss, Salz und Pfeffer verrühren.
2. Die Rote Bete unter fließendem, kalten Wasser bürsten,

schälen und mit einer Reibe fein raspeln.

3. Den Apfel schälen, vierteln, vom Kerngehäuse befreien und zu der Roten Bete raspeln.

4. Die Salatsauce unterheben und den Salat 10 Minuten zugedeckt ziehen lassen.

5. Den Salat dann würzig abschmecken und die Petersilie darüber streuen.

Zubereitungszeit ca. 30 Minuten.

Mein Tipp: Den Salat kann man auch mit dem Dressing aus dem Möhren-Apfel-Rohkost-Rezept zubereiten.

Nach der 12.–14. Woche kann man die Muskatnuss gegen 2 TL geriebenen Meerrettich tauschen.

Tragen Sie beim Verarbeiten der Roten Bete Einmalhandschuhe!

Spargelsalat

Zutaten für 4 Personen

Für den Spargel:

500 g frischen Spargel

1/2 l Wasser

je 1/2 TL Salz und Zucker

2 EL alkoholfreier Weißwein

Für die Salatsauce:

2 EL Öl

1 EL alkoholfreier Weißwein

1 Msp. Salz

2 EL gehackte Petersilie

Zubereitung

1. Den Spargel schälen, kurz kalt waschen und zu 2 Bündeln zusammenbinden.

2. Das Wasser in einem Topf zum Kochen bringen, Salz, Zucker und Wein zugeben und die Spargelbünde einlegen. Den Spargel bei milder Hitze garen.

3. Den garen Spargel auf eine Platte legen, den Faden entfernen und in 2 cm lange Stücke schneiden.

4. Den Kochsud mit dem Wein und dem Salz abschmecken, über den heißen Spargel gießen und 2–3 Stunden ziehen lassen.

5. Vor dem Servieren die Hälfte der Marinade abgießen, den Spargel mit dem Öl beträufeln und mit der gehackten Petersilie garnieren.

Zubereitungszeit ca. 3 Std.

Passt gut zu gekochtem oder rohem Schinken, gegrilltem Hähnchen oder Räucherlachs

Spargel-Eiersalat

Zutaten für 4 Personen
300 g frischer Spargel
250 ml Wasser
Salz, Zucker
6 hart gekochte Eier
200 g gekochter Schinken
2 EL gehackte Petersilie
Für die Sauce:
6 EL Mayonnaise
6 EL saure Sahne
2 TL Senf
Salz, Zucker

Zubereitung

1. Den Spargel waschen und schälen. Das Wasser mit Salz und Zucker kochen, den Spargel zugeben und bei schwacher Hitze 20 Minuten garen.
2. Den gegarten Spargel abtropfen lassen, in 1 cm große Stücke schneiden und in eine Schüssel geben.
3. Die Eier pellen, in Scheiben schneiden, den Schinken würfeln und alles mit dem Spargel mischen.
4. Die Zutaten für die Sauce zusammenrühren, über die Mischung gießen, vorsichtig unterheben und abschmecken.
5. Die gehackte Petersilie darüber streuen.

Zubereitungszeit ca. 30 Minuten. Passt besonders gut zu gerösteten Weißbrotscheiben oder Schwarzbrot mit Butter.

Schinkensalat

Zutaten für 4 Personen
300 g gekochter Schinken
4 Eier
1/2 Eisbergsalat
100 g Spinat
gehackte Petersilie
2 EL halbtrockener alkoholfreier Weißwein
1 TL Senf
je 2 Msp. Salz, Selleriesalz und Pfeffer
50 g geriebener Emmentaler
4 EL Öl

Zubereitung

1. Die Eier hart kochen, abschrecken, pellen und vierteln.

2. Den Eisbergsalat in Blätter zerlegen, waschen, abtropfen lassen und grob zerkleinern.
3. Den Spinat verlesen, waschen, abtropfen lassen und grob zerkleinern.
4. Den Schinken in feine Streifen schneiden und mit den Eiern auf den Salatblättern anrichten.
5. Den Essig mit dem Senf, Salz, Pfeffer, Käse und dem Öl zu einer sämigen Sauce verrühren.
6. Den Spinat mit der Petersilie unterheben und die Salatsauce über die Schinkenstreifen und die Eierviertel gießen.

Zubereitungszeit ca. 30 Minuten. Als Beilage eignen sich geröstete Toastscheiben oder Baguettebrote mit Butter.

Schwäbischer Kartoffelsalat

Zutaten für 4 Personen

750 g fest kochende Kartoffeln
400 ml Wasser
1 1/2 TL Salz
1 Bund Bärlauch
1 Bund Petersilie
1 1/2 Tassen Fleischbrühe
2 EL alkoholfreier halbtrockener Weißwein
1 TL Salz
1/2 TL Liebstöckel
2 TL mittelscharfer Senf
2 Msp. Pfeffer
2 EL Öl

Zubereitung

1. Am Vortag die Kartoffeln gut waschen und im Salzwasser 25–30 Minuten garen, kalt abschrecken, pellen und über Nacht zugedeckt im Kühlschrank stehen lassen.
2. Kartoffeln in nicht zu dünne Scheiben schneiden und in eine große Schüssel geben.
3. Die Fleischbrühe erhitzen und heiß über die Kartoffelscheiben gießen, vorsichtig unterheben und zugedeckt 60 Minuten ziehen lassen.
4. Inzwischen Bärlauch und Petersilie putzen und fein hacken.
5. Den Weißwein mit Salz, Liebstöckel, Senf und Pfeffer gut verrühren, Bärlauch hinzufügen und

die Sauce unter die Kartoffeln heben.
6. Den Salat bei Zimmertemperatur 15 Minuten ziehen lassen
7. Anschließend das Öl unterrühren, würzig abschmecken und die Petersilie dazu geben.

Zubereitungszeit ca. 75 Min.

Passt besonders gut zu paniertem Fisch, Schnitzel, Kotelett, Beefsteak, gebratener Wurst oder heißen Würstchen.
Mein Tipp: Für Salat aus kalten Pellkartoffeln heiße Brühe, für Salat aus warmen Pellkartoffeln kalte Fleischbrühe verwenden.

Schwarzwurzelsalat

Zutaten für 4 Personen
Für die Schwarzwurzeln:
500 g Schwarzwurzeln
500 ml Wasser
1/2 TL Salz
1 Msp. Zucker
1 EL halbtrockener alkoholfreier Weißwein
Für die Marinade:
1 Tasse Kochsud
1–2 TL halbtrockener alkoholfreier Weißwein
1/2 TL Salz
1 Msp. Pfeffer
Für die Salatsauce:
2 EL Mayonnaise
1 EL alkoholfreier halbtrockener Weißwein
1/2 TL mittelscharfer Senf
1 Msp. geriebene Muskatnuss

Zubereitung
1. Die Schwarzwurzel unter fließendem, kalten Wasser gründlich bürsten.
2. Wasser, Salz, Zucker und Wein in einen Topf geben.
3. Die Schwarzwurzeln schaben, abspülen, in 3 cm lange Stücke schneiden, sofort ins Essigwasser geben und im zugedeckten Topf bei milder Hitze 20–30 Minuten weich kochen.
4. Die gegarten Schwarzwurzeln aus dem Sud heben und in eine Schüssel geben.
5. Eine Tasse Kochsud mit Weißwein, Salz und Pfeffer mischen. Die Marinade heiß über die Schwarzwurzeln gießen und 1–2 Stunden zugedeckt durchziehen lassen.

6. Mayonnaise, Wein, Senf und Muskatnuss verrühren und über die marinierten Schwarzwurzeln geben.

Zubereitungszeit ca. 2 1/2 Std.
Dieser Salat passt besonders gut zu kurz gebratenem Fleisch, Bratwust oder Frikadellen.
Mein Tipp: Die Schwarzwurzeln mit Einmalhandschuhen putzen.

Warmer Speck-Kartoffelsalat

Zutaten für 4 Personen

750 g vorwiegend fest kochende Kartoffeln
400 ml Wasser
2 Bund Petersilie
1 TL Salz
1 Tasse Fleischbrühe
2 EL alkoholfreier halbtrockener Weißwein
1/2 TL mittelscharfer Senf
1/2 TL salz
1 Prise Pfeffer
2 EL Öl
125 g geräucherte Speckwürfel

Zubereitung

1. Die Kartoffeln gründlich waschen und in Salzwasser 20–30 Minuten garen.
2. Inzwischen die Petersilie abbrausen, abtropfen lassen und klein hacken.
3. Aus Fleischbrühe, Wein, Senf, Salz, Pfeffer und Öl eine Salatsauce rühren.
4. Den Speck würfeln und in einer Pfanne ausbraten.
5. Die Kartoffeln pellen, solange sie noch heiß sind und in nicht zu dünne Scheiben schneiden. Anschließend mit der Salatsauce und der Petersilie mischen
6. Den ausgebratenen Speck mit dem Speckfett darüber verteilen und unterheben.
7. Den Kartoffelsalat noch warm servieren.

Zubereitungszeit ca. 40 Min.
Dazu schmeckt besonders gut heiße Fleischwust oder Weißwürstchen und Kopfsalat
Nach der 12.–14. Woche kann der Weißwein gegen Essig ausgetauscht werden.

Würzdressing

Zu einer guten Salatsauce gehört ein Essig. Da er in den ersten 12 bis 14 Wochen zu Blähungen und Wundsein beim Baby führen kann, wird in den Rezepten zu alkoholfreiem, halbtrockenen Weißwein oder Apfelsaftkonzentrat geraten. Als Weingrundlage nimmt man immer einen halbtrockenen Wein, da trockener Wein die gleiche Wirkung wie Essig hat.

Apfelsaftkonzentrat passt z.B. zu Salaten mit Obst, zu Möhrensalat usw. Weißwein eignet sich besser zur Zubereitung von deftigen Salaten. Um ihn würziger zu machen, füllt man ihn in eine verschließbare Flasche und fügt je 3 Zweige Estragon, Zitronenmelisse, Basilikum und 1 EL grob zerstoßenen Pfeffer hinzu.

Bevor man die Gewürze zum Weißwein gibt, lässt man sie leicht antrocknen und gibt sie unzerkleinert in die Flasche. Die Flasche dann verschließen und 3 Wochen ziehen lassen. Anschließend wird das Dressing durchgesiebt, in die Flasche zurückgefüllt und luftdicht verschlossen.

Besonders gut schmecke Obstdressings, wie z.B. das Himbeerdressing. Hierzu nimmt man 500 ml Weißwein und 150 g frische Himbeeren, die einfach dazugefüllt werden. Nach einer Woche den Wein auf seinen Geschmack prüfen. Je nach Schärfe gleich durchseihen, in eine andere Flasche gießen oder wieder verschließen und noch einige Tage ziehen lassen.

Das fertige Himbeerdressing ist rosafarben und duftet aromatisch.

Auf gleiche Weise kann man auch ganz einfach Veilchen-, Rosen-, Holunder- oder Johannisbeerdressing zubereiten.

Würzöl

Gewürzöl bereitet man am besten aus geschmacksneutralem Öl, dem man eine würzige Zutat beifügt, zu. Dafür eignen sich 1 Bund Bärlauch, Rosmarinzweige, Zitronenmelisse, Estragon und grob zerkleinerter Pfeffer.

Man kann auch nach Belieben andere (auf die Verträglichkeit achten!) Kräuter hinzufügen.
Diese lässt man etwa 14 Tage im Öl, seiht dieses dann in eine andere Flasche ab und verschließt sie luftdicht.

Grundrezepte für Salatsaucen

Das Verhältnis der Grundbestandteile zueinander sollte in einer guten Salatsauce ausgewogen sein.
Aus Faustregel gilt: 3 Teile Öl, 1 Teil alkoholfreier, halbtrockener Weißwein bzw. Apfelsaftkonzentrat mit Gewürzen oder Würzdressing.
Oder man nimmt 3 Teile Sahne, Joghurt oder Quark (Topfen) sowie einen Teil vom alkoholfreien, halbtrockenen Weißwein bzw. dem Apfelsaftkonzentrat mit Gewürzen.
Gewürze wie Salz, Zucker, Pfeffer und Senf immer zuerst mit dem Wein oder dem Apfelsaftkonzentrat verrühren, bis sich Salz und Zucker völlig aufgelöst haben. Erst dann Öl, Sahne, Joghurt oder Quark (Topfen) und Kräuter hinzufügen.
Nach der 12.–14. Woche kann der alkoholfreie Weißwein bzw. das Apfelsaftkonzentrat gegen „normalen" Essig getauscht werden. Verwenden Sie in den ersten 12 bis 14 Wochen bitte auch keine Fertigdressings, da diese Zitronensäure, Zwiebelpulver, Knoblauchpulver und Geschmacksverstärker enthalten.
Klare Dressings eignen sich für alle Blattsalate, Tomatensalat, Gurkensalat und Kartoffelsalat.
Cremige Dressings passen gut zu Gurken-, Chicorée-, Tomaten-, Möhren-, Kartoffel- und Geflügelsalat.

American Dressing

Zutaten

4 EL Mayonnaise
2 EL Tomatenketchup
1 EL geriebener Meerrettich
3 EL Sahne

Zubereitung

Mayonnaise, Tomatenketchup, Meerrettich und Sahne miteinander verrühren.

Passt gut zu: Eier- und Kartoffelsalat, sollte aber erst nach der 6. Woche verwendet werden.

Anchovis-Mayonnaise

Zutaten

4 EL Mayonnaise
1 EL Anchovispaste
1–2 EL Weindressing
$^1/_2$ TL Estragon
2 EL Joghurt
1 Bund Petersilie

Zubereitung

Die Mayonnaise mit der Anchovispaste, dem Weindressing, dem Estragon und dem Joghurt mischen. Die Petersilie fein hacken und unter die Sauce rühren.

Passt besonders gut zu Fischsalat oder Fleischsalat aus gekochtem Rindfleisch.

Cheese Dressing

Zutaten

5 EL Mayonnaise
2 EL Sahne
3 EL geriebener Parmesankäse
1 TL Paprikapulver, edelsüß
TL Selleriesalz

Zubereitung

Die Mayonnaise mit der Sahne, dem Parmesankäse, dem Paprikapulver und dem Selleriesalz verrühren.

Dieses Dressing passt gut zu Blattsalaten, Blumenkohlsalat und Brokkolisalat.

Französische Salatsauce

Zutaten

2 EL halbtrockener alkoholfreier Weißwein oder Weindressing
1/2 TL Salz
1 Prise Pfeffer
1 TL Senf
5 EL Öl

Zubereitung

Den Wein mit dem Salz, dem Pfeffer, dem Senf und dem Öl verrühren, bis sich das Salz völlig aufgelöst hat.
Die französische Salatsauce passt gut zu allen grünen Blattsalaten, Gurkensalat, Tomatensalat und weiteren Gemüsesalaten.

Joghurtsauce

Zutaten

1 Becher Joghurt
1 EL Apfelsaftkonzentrat
1 EL ÖL
je 1 Prise Salz und Pfeffer
1/2 TL Liebstöckel
1 TL mittelscharfer Senf
2 EL gehackte Kräuter, je nach Verträglichkeit

Zubereitung

Den Joghurt mit dem Apfelsaftkonzentrat, Öl, Salz, Pfeffer, Liebstöckel und den Kräutern verrühren. Nach Belieben mit Senf abschmecken.
Passt gut zu Chicoréesalat, Kopfsalat, Eiersalat und Salaten mit Krabben oder Krebsfleisch.

Kräuter-Quarksauce (Kräuter-Topfensauce)

Zutaten

150 g Quark (Topfen)
1 Tasse Milch
2 EL süße oder saure Sahne
1 TL mittelscharfer Senf
1 Stängel Estragon
einige Blätter Zitronenmelisse
1 Bund Petersilie oder Dill
1/2 Bund Bärlauch
2 Msp. Salz

Zubereitung

Den Quark mit der Milch und der Sahne cremig verrühren. Die Kräuter kurz abbrausen, abtropfen lassen und sehr fein schneiden. Die fein geschnittenen Kräuter mit dem Senf und dem Salz zur Quarkcreme geben und unterrühren.

Passt besonders gut zu Blattsalaten und Gurkensalat.

Salatsauce mit Basilikum

Zutaten

1 EL mittelscharfer Senf
3 EL alkoholfreier halbtrockener Weißwein
1 Msp. Salz
1 EL Zucker
1 Msp. Pfeffer
1/2 Bund Petersilie
1/2 TL getrocknetes Basilikum
4 EL Öl

Zubereitung

Den Senf mit dem Wein, Salz, Zucker und dem Pfeffer verrühren, bis sich Zucker und Salz völlig gelöst haben. Die Petersilie waschen, abtropfen lassen und fein hacken. Basilikum fein zerreiben und mit der Petersilie unter die Salatsauce rühren und sie zugedeckt 20 Minuten ziehen lassen. Das Öl kurz vor dem Anrichten unterrühren.

Dieses Dressing passt gut zu Kopfsalat, Tomatensalat, Gurkensalat, Radicchiosalat und Zucchinisalat.

Sauce Vinaigrette

Zutaten

2 Eier
1 rohes Eigelb
2 Msp. Salz
1/2 TL mittelscharfer Senf
1 EL alkoholfreier halbtrockener Weißwein oder Weindressing
einige Tropfen Balsamico
1/2 TL Pfeffer
5 EL Öl
1 TL kleine Kapern
je 1/2 Bund Estragon und Petersilie

Zubereitung

Eier hart kochen, abschrecken, schälen, halbieren und die Eigelbe herauslösen.

Die Eigelbe mit dem rohen Eigelb, dem Salz, dem Wein, dem Balsamico, dem Pfeffer und dem Öl verrühren. Die Kapern und Kräuter sehr fein hacken und unter die Salatsauce rühren.

Das passt gut zu Kopfsalat, Feldsalat, Endiviensalat, Tomatensalat, Wachsbohnensalat, Spargelsalat und gekochtem Rindfleisch.

Selbst gerührte Mayonnaise

Zutaten

2 Eigelbe
je 2 Msp. Salz und Zucker
1 Msp. Pfeffer
1–2 EL Weindressing
1 TL mittelscharfer Senf
250 ml Öl

Zubereitung

Die Zutaten müssen Raumtemperatur haben. Die Eigelbe mit Salz, Zucker, Senf, Pfeffer und Weindressing schaumig schlagen und unter ständigem Rühren das Öl erst tropfenweise, dann teelöffelweise zufließen lassen und immer vollständig unterrühren, bevor erneut Öl hinzu gegeben wird.

Wenn die Sauce dicklich ist, mit Salz und Pfeffer würzig abschmecken. Die fertige Mayonnaise zugedeckt im Kühlschrank aufbewahren. Sie muss innerhalb von 3 Tagen verzehrt werden.

Senfdressing mit frischem Pfeffer

Zutaten

3 EL Mayonnaise
$1/2$ Becher Schmand oder saure Sahne
3 EL mittelscharfer Senf
1 Prise Salz
2 TL eingelegter grüner Pfeffer

Zubereitung

Die Mayonnaise mit dem Schmand cremig rühren, Senf und

Salz hinzufügen. Den grünen Pfeffer hacken und unterrühren.
Das Dressing passt ausgezeichnet zu Putensalat, Krabbensalat, Geflügelsalat mit Früchten und Chicoréesalat sowie zu Fischsalat

Speck-Salatsauce

Zutaten

50 g durchwachsener Speck
2 EL halbtrockener, alkoholfreier Weißwein oder Weindressing
je 1 Prise Salz und schwarzer Pfeffer

Zubereitung

Den Speck in feine Würfel schneiden und diese in der Pfanne ausbraten. Die Speckwürfel heiß mit dem Wein, Salz und dem Pfeffer mischen und über den Salat geben.
Passt gut zu Kopfsalat, Feldsalat und Weißkohlsalat (nach der 12.–14. Woche).

Schwedische Salatsauce

Zutaten

5 EL Mayonnaise
1 EL geriebener Meerrettich
2 EL Apfelmus
1 EL Sahne
$^1/_2$ TL süßes Paprikapulver

Zubereitung

Die Mayonnaise mit dem Meerrettich, dem Apfelmus, der Sahne und dem Paprikapulver vermischen.
Diese Salatsauce passt gut zu Blattsalaten, Kartoffelsalat, Salat aus Meeresfrüchten, Eiersalat oder Rote Betesalat.

Roquefortsauce

Zutaten

100 g Roquefortkäse
4 EL saure Sahne
2 EL Mayonnaise
1 EL Weindressing
je 1 Prise Salz und Pfeffer

Zubereitung

Den Käse mit der Gabel zerdrücken und mit der sauren Sahne, dem Weindressing, der Mayonnaise, dem Salz und dem Pfeffer verrühren.
Passt gut zu Blattsalaten, Wachsbohnensalat, Eiersalat und Wurstsalat.

Delikatessen aus See, Fluß und Meer

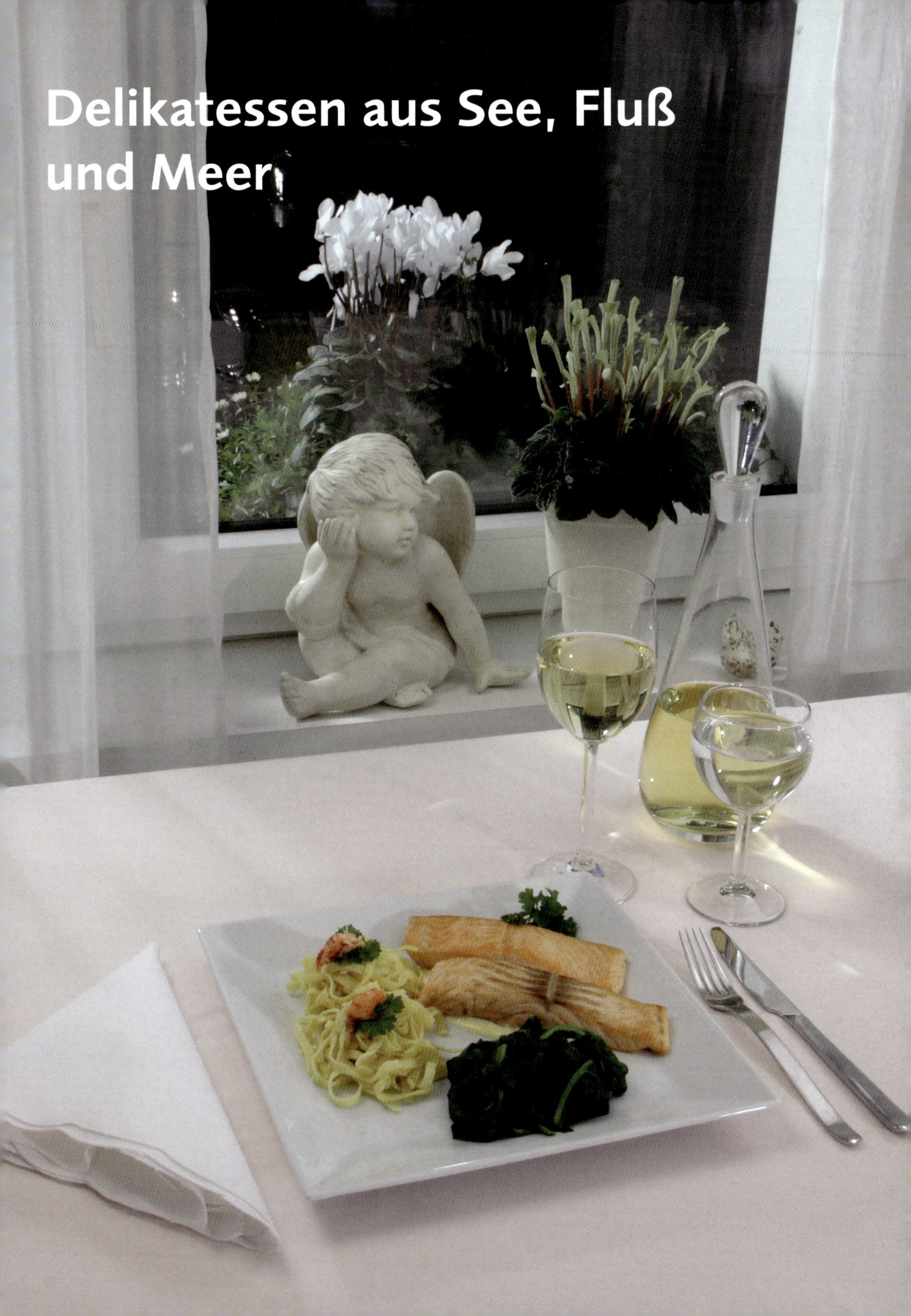

Calamari fritti

Zutaten für 4 Personen
120 g Mehl
1 TL Salz
2 Eier
180 ml Mineralwasser
450 g küchenfertiger, ausgenommener Tintenfisch
Petersilie zum Garnieren

Zubereitung

1. Mehl und Salz in eine Schüssel geben, dieses Gemisch mit den Eiern und dem Wasser zu einem glatten Ausbackteig verrühren und zur Seite stellen.
2. Die Tentakel knapp unter dem Schnabel abschneiden. Den Mantel und die Tentakel unter fließendem Wasser abspülen.
3. Den Mantel in 1 cm breite Ringe schneiden.
4. In einem hohen Topf oder in einer Friteuse Ausbackfett auf 190° erhitzen.
5. Die Tintenfischringe und die Tentakel in den Teig tauchen, ins heiße Fett geben und 1–2 Minuten knusprig und goldgelb frittieren.

Zubereitungszeit ca. 30 Minuten.

Coquilles St. Jacques

Zutaten für 4 Personen
1 kg ganze Jakobsmuscheln oder 400 g Muskelfleisch
1/8 l halbtrockener, alkoholfreier Weißwein
1 Kräutersträußchen aus: 1 Zweig Thymian, 1 Petersilienstängel, 1 Zweig Estragon und etwas Kerbel
1 TL Pfefferkörner
1/2 TL Salz
Sauce Hollandaise (Rezept unter „Saucenbrevier“)
1/2 Bund Petersilie

Zubereitung

1. Die Muscheln unter fließendem, kaltem Wasser gut bürsten. Muscheln, die geöffnet sind nicht verwenden.
2. Die Muscheln roh aus den Schalen lösen oder fertiges Muskelfleisch verwenden.
3. Alle Zutaten für den Sud mit 100 ml Wasser 10 Minuten lang kochen.
4. Die Muscheln darin einige Sekunden zugedeckt pochieren.

5. Dann die Muscheln aus dem Sud heben, abtropfen lassen und jeweils in eine Schalenhälfte legen.
6. Die Sauce Hollandaise herstellen. Petersilie klein hacken und unter die Sauce geben.
7. Die Muscheln damit überziehen.
8. Im vorgeheizten Backofen unter dem Grill 3–4 Minuten gratinieren.

Zubereitungszeit ca. 30 Minuten. Als Beilage eignet sich Toastbrot oder Baguettebrot mit Butter sehr gut.

Fish & Chips

Zutaten für 4 Personen

900 g Kartoffeln
Fett zum Frittieren
4 Kabeljaufilets zu je ca. 180 g
Salz und Pfeffer
Ausbackteig
15 g frische Hefe
300 ml alkoholfreies Bier
220 g Mehl
2 TL Salz
Mayonnaise (Rezept unter Salatsaucen)

Zubereitung

1. Für den Teig die Hefe mit etwas Bier anrühren. Mehl und Salz in eine Schüssel geben. Eine Mulde formen, das angerührte Hefegemisch hinein geben und den Teig 15 Minuten gehen lassen. Das restliche Bier mit dem Teig verrühren und das dann weitere 60 Minuten gehen lassen.
2. Die Mayonnaise herstellen und bis zum Verzehr kühl stellen.
3. Die Kartoffeln in 1 cm breite Streifen schneiden. Das Fett auf 140° erhitzen. Die Kartoffeln 5 Minuten frittieren, bis sie gar, aber noch nicht gebräunt sind und dann auf Küchenkrepp abtropfen lassen.
4. Das Fett auf 160° erhitzen. Den Fisch mit Salz und Pfeffer würzen und in den Bierteig tauchen. In das heiße Fett geben und 7–8 Minuten goldbraun backen, dann wieder auf Küchenkrepp abtropfen lassen und warm stellen.
5. Das Fett auf 190° erhitzen, die Kartoffelstifte 2–3 Minuten goldbraun frittieren und auf Küchenkrepp abtropfen lassen.
6. Mit dem Fisch und der Mayonnaise servieren.

Zubereitungszeit ca. 90 Minuten.

Forelle Blau

Zutaten für 4 Personen

4 Forellen zu je ca. 350 g (vom Fischhändler küchenfertig vorbereiten lassen)
2 l Wasser
$^{1}/_{2}$ l alkoholfreier halbtrockener Weißwein
1 TL Salz
1 Möhre
1 Selleriewurzel
1 Petersilienwurzel
1 Lorbeerblatt
1 Zweig frischer Estragon
1 TL Pfefferkörner
1 TL Liebstöckel
10 EL Würzdressing

Zubereitung

1. Das Suppengrün waschen und zum Wasser, dem Weißwein, dem Lorbeerblatt, dem Estragon, den Pfefferkörnern, dem Salz und dem Liebstöckel in einen großen Topf geben und 10 Minuten köcheln lassen.
2. Inzwischen die Forellen unter kaltem Wasser abspülen und auf eine Platte legen.
3. Das Würzdressing aufkochen und heiß auf den Fischen verteilen, damit sie blau werden.
4. Die Forellen samt Würzdressing in den Sud geben und bei kleiner Hitze zugedeckt 15 Minuten lang gar ziehen lassen.
5. Die Forellen aus dem Sud heben und abtropfen lassen.

Zubereitungszeit ca. 30 Minuten. Als Beilage eignen sich geklärte Butter, Dillkartoffeln und grüner Salat besonders gut.
Nach der 12.–14. Woche können Zitronenviertel dazu serviert werden.

Forelle Müllerin Art

Zutaten für 4 Personen

4 Forellen zu je ca. 350 g (vom Fischhändler küchenfertig zubereiten lassen)
8 EL Würzdressing
1 TL Salz
2 Tassen Mehl
4 EL Butter
$^{1}/_{2}$ Bund Petersilie

Zubereitung

1. Die Forellen innen und außen kalt abbrausen, trocken tupfen und auf eine Platte legen.
2. Jeden Fisch mit 2 EL Würzdressing beträufeln und zugedeckt 30 Minuten ziehen lassen.
3. Das Mehl auf eine längliche Platte schütten. Den Fisch innen mit dem Salz ausreiben und anschließend in Mehl wenden.
4. Die Butter bei milder Hitze schmelzen aber nicht bräunen. Die Forellen in die heiße Butter legen, die Hitze um eine Schaltstufe reduzieren und die Fische auf jeder Seite 8 Minuten braten. Während der Bratzeit eventuell nach und nach Butter hinzufügen.
5. Die Forellen aus der Pfanne nehmen und auf Küchenkrepp abtropfen lassen.

Bratzeit 16 Minuten.
Die gesamte Zubereitungszeit beträgt ca. 40 Minuten.
Als Beilage reicht man geklärte Butter, Petersilienkartoffeln und Endiviensalat.
Mein Tipp: Nach Müllerin Art können alle Süßwasserfische und Plattfische zubereitet werden.

Forelle in Orangenreis

Zutaten für 4 Personen

4 Forellen zu je ca. 200 g (vom Händler küchenfertig zubereiten lassen)
4 EL Würzmarinade
Salz
1 Bund frischer Dill
120 g Reis
4 EL Butter
250 ml Fleischbrühe
4 EL fein gehackte Orangeade
1 Dose Orangenfilets

Zubereitung

1. Forellen säubern, mit Küchenkrepp trocken tupfen, mit dem Würzdressing beträufeln, 20 Minuten ziehen lassen und anschließend salzen.
2. Den Dill waschen und fein hacken. Die Forellen mit dem Dill belegen, in eine hitzebeständige Folie einschlagen und bei 200° ca. 20 Minuten im Backofen garen lassen.
3. In der Zwischenzeit den Reis abbrausen, Butter in einem Topf

erhitzen und den Reis darin anrösten Die Fleischbrühe zugießen, zum Kochen bringen und anschließend zugedeckt, auf niedriger Flamme 15 Minuten garen.

4. Orangeade fein hacken, die Orangenfilets aus der Dose nehmen und abtropfen lassen.

5. Den fertigen Reis von der Hitzequelle nehmen. Etwas Orangenflüssigkeit unterrühren, die Orangeade unterheben und einige Minuten auf der abgestellten Herdplatte ziehen lassen.

6. Die Forelle aus der Folie nehmen und auf einen vorgewärmten Teller legen. Den Reis in eine Tasse füllen, andrücken und neben der Forelle auf einen Teller stürzen und mit den Orangenfilets belegen.

Gratinierte Fischröllchen

Zutaten für 4 Personen

800 g Fischfilet z.B. Scholle, Felchen oder Seezunge
4 EL Würzdressing
1/8 l alkoholfreier halbtrockener Weißwein
800 ml Fischfond aus dem Glas
Butter für die Form
1 Prise Pfeffer
1 g Safranpulver
35 g Butter
20 g Mehl
200 ml Schlagsahne
100 g TK-Garnelen
50 g Semmelbrösel

Zubereitung

1. Die Fischfilets waschen, trocken tupfen und breite Stücke der Länge nach halbieren.

2. Den Fisch mit dem Würzdressing beträufeln, leicht salzen und kurz ziehen lassen.

3. Die Fischfilets mit der Hautseite nach innen aufrollen und mit einem Zahnstocher feststecken.

4. In einem großen, flachen Topf den Wein und den Fischfond zum Kochen bringen. Den Fisch darin einlegen und bei kleiner Hitze zugedeckt 10 Minuten ziehen lassen.

5. Eine Auflaufform mit Butter ausstreichen. Die Röllchen aus dem Sud nehmen, in die Form legen und Pfeffer darüber streuen.

6. Die Garflüssigkeit durchsieben, 200 ml davon abmessen und den Safran darin verrühren.

7. Die Butter in einem Topf zerlassen und das Mehl darin anschwit-

zen. Die Safranbrühe mit der Sahne angießen und die Soße bei kleiner Hitze ausquellen lassen.
8. Die Garnelen in die Soße geben, kurz ziehen lassen und über den Fischröllchen verteilen. Die Semmelbrösel darüber streuen und Butterflöckchen darauf setzen.
9. Im vorgeheizten Grill etwa 5 Minuten goldbraun gratinieren.

Zubereitungszeit ca. 40 Minuten. Als Beilage reichen Wildreis und frischer Blattspinat.

Kartoffeln mit Lachs und Dipp

Zutaten für 4 Personen
1 kg kleine Kartoffeln
1 TL grober mittelscharfer Senf
150 ml Sahnequark (Sahnetopfen)
200 ml saure Sahne
2 EL Würzdressing
1 TL Meerrettich aus dem Glas
Salz, Pfeffer
$^1/_2$ Bund Dill
400 g Räucherlachs in Scheiben
4–8 Blätter Kopfsalat
1–2 Feigen

Zubereitung

1. Die Kartoffeln gut waschen und im Wasser, zugedeckt 20–25 Minuten gar kochen.
2. Inzwischen für den Dipp, den Sahnequark mit der sauren Sahne, dem Würzdressing, dem Meerrettich sowie Salz und Pfeffer in einer Schüssel glatt verrühren.
3. Den Dill waschen, trocken schütteln und fein hacken. Etwas Dill zum Garnieren zur Seite legen, den Rest unter den Dipp rühren.
4. Die Feigen in Scheiben schneiden.
5. Kartoffeln abgießen, kalt abschrecken und die Schale abziehen.
6. Die Lachsscheiben zu Röllchen formen und mit den Kartoffeln auf Tellern anrichten und mit den Salatblättern, Feigenscheiben und Dill garnicren. Eventuell die Feigenscheiben mit Pfeffer bestreuen.

Lachsforelle in Kräuter-Crêpe

Zutaten für 4 Personen

1 kg Lachsforelle, vom Fischhändler filetieren lassen
je 1 unbehandelte Grapefruit und Orange
2 EL alkoholfreier Weißwein
1 Bund Dill
Salz und weißer Pfeffer
Für den Crêpe-Teig:
einige Stiele Petersilie, Dill, Sauerampfer, Kerbel und Estragon
2 Eier
50 g Mehl
250 ml Milch
1 Prise Salz
Für die Salatsauce:
3 EL Würzdressing
2 EL Balsamico
2 EL Himbeerdressing
Salz, Zucker, Pfeffer
Außerdem:
150 g Feldsalat
4 EL Creme fraiche
1 Zweig Dill

Zubereitung

1. Die Lachsfilets in eine Schale legen. Die Schale von den Früchten dünn abschneiden und hacken. Die Filets mit Wein beträufeln sowie mit den Schalen und dem Dill belegen. Das Ganze mit Salz und Pfeffer bestreuen und zugedeckt 48 Stunden kühl stellen.
2. Für den Crêpe-Teig die Kräuter abspülen, abtropfen lassen und hacken. Mit den restlichen Zutaten verrühren und 15 Minuten quellen lassen. Kleine dünne Crêpes in wenig heißem Butterschmalz backen und warm stellen.
3. Die Zutaten für die Salatsauce verrühren und vorsichtig mit dem geputzten Feldsalat vermengen.
4. Das Lachsfilet auf ein Brett geben, die Kräuter und Gewürze beiseite legen. Mit einem scharfen Messer dünne Scheiben schräg abschneiden. Auf die Crêpes legen und die Crêpes zu Vierteln zusammenfalten. Mit Creme fraiche und dem Feldsalat sowie Dill anrichten.

Lachsforelle im Salzmantel

Zutaten für 4 Personen

1 Lachsforelle mit ca. 800–1000 g
3 EL Würzdressing
je 1 Bund Petersilie, Dill, Fenchelgrün und Estragon
2 EL alkoholfreier halbtrockener Weißwein
Für den Salzteig
2 kg grobes Meersalz
2 Eiweiß
100 ml Wasser
Öl für das Backblech
Alufolie

Zubereitung

1. Die Forelle gründlich waschen und trocken tupfen, dann die Bauchhöhle mit dem Würzdressing ausreiben.
2. Die Kräuter verlesen, die groben Stängel entfernen, dann waschen und trocken schütteln. Ca. die Hälfte der Kräuter in die Forelle füllen und den Wein zugeben.
3. Das Salz mit dem Eiweiß mischen, das Wasser nach und nach zugeben und gründlich verrühren. Die Masse dann kurz ruhen lassen.
4. Das Blech fetten und die Alufolie 8-fach zu einem 4 cm breiten Streifen falten. 3–4 solcher Streifen ineinander stecken und daraus eine Fischform biegen, die deutlich größer als die Forelle ist. Der Alu-Streifen dient als Formrand für den Salzteig.
5. Die Fischform auf das geölte Blech legen und mit 1/3 des Salzteiges ausstreichen.
6. Die vorbereitete Forelle auf das Salzbett legen und die restlichen Kräuter darüber verteilen.
7. Den Fisch mit dem Salzteig zustreichen und die Fischform auffüllen. Achten Sie darauf, dass die Schicht gleichmäßig dick ist, weil der Fisch sonst ungleichmäßig gart.
8. Den Backofen auf 200° vorheizen, das Backblech auf die 2. Schiene von unten stellen und den Fisch 30 Minuten backen.
9. Zum Servieren den Alu-Streifen abziehen, die Salzform vorsichtig vom Backblech lösen und auf eine große Platte legen.
10. Bei Tisch die Kruste mit einem schweren Messer in gleichmäßigen Abständen aufschlagen und die Bruchstücke vorsichtig entfernen, ehe der Forelle die Haut abgezogen wird.
11. Das freigelegte Fleisch von den Gräten heben und auf den Es-

stellern verteilen. Legen Sie die Forelle aus dem Salzmantel dann auf eine Platte und lösen Sie die andere aus.

Zubereitungszeit ca. 60 Minuten. Dazu schmecken geklärte Butter, Petersilienkartoffel und Blattsalat.

Lachs-Medaillons

Zutaten für 4 Personen

4 Lachssteaks
2 EL Öl
4 EL weiche Butter
2 TL Senfkörner
2 EL gehackter Thymian
1 EL gehackte Petersilie
2 EL gehackter Bärlauch
4 Tomaten
Salz, Pfeffer

Zubereitung

1. Die Tomaten waschen, am stiellosen Ende kreuzweise einritzen und 2–3 Minuten in kochend heißem Wasser liegen lassen. Die locker aufgesprungene Haut lässt sich danach leicht abziehen.
2. Die Tomaten halbieren, entkernen und in kleine Würfel schneiden.
3. Die Lachssteaks sorgfältig entgräten und halbieren. Jedes Steak zu einem runden Medaillon biegen und mir Küchengarn in Form bringen.
4. Das Öl in einer Bratpfanne erhitzen und die Medaillons von beiden Seiten anbräunen, aus der Pfanne heben und auf Küchenkrepp abtropfen lassen.
5. Die Butter mit Bärlauch, Petersilie, Thymian und den Senfkörnern glatt rühren und dann mit Salz und Pfeffer abschmecken.
6. Vier Quadrate aus Backpapier zu je ca. 30 cm zuschneiden. Jeweils 2 Medaillons auf ein Blatt legen und mit etwas Kräuterbutter und einem Viertel der Tomaten belegen.
7. Die Medaillons in das Backpapier einschlagen, auf ein Backblech setzen und in dem, auf 200° vorgeheizten Backofen 10–15 Minuten garen.
8. Die Medaillons aus den Päckchen nehmen, auf vorgewärmten Teller anrichten, das Garn entfernen und sofort servieren.

Zubereitungszeit ca. 40 Minuten.

Als Beilage empfehle ich Kartoffeln mit grünem Gemüse oder Salat. Dieses Gericht am besten erst nach der 6. Woche kochen.

Variation: Auf diese Weise können Sie auch Kabeljausteaks zubereiten.

Lachs-Tatar

Zutaten für 4 Personen

900 g sehr frisches, gehäutetes Lachsfilet
Salz und Pfeffer
3 EL alkoholfreier halbtrockener Weißwein
3 EL Apfelsaftkonzentrat
2 TL Zucker
1/2 TL Dijonsenf
1 EL gehackter Dill
1 EL gehacktes Basilikum
2 EL Olivenöl
50 g Rucola
50 g Feldsalat
50 g gemischte Salatblätter
1 kleine Zucchini
1 Hand voll Basilikumblätter

Zubereitung

1. Den Lachs klein würfeln, mit Salz und Pfeffer abschmecken und in eine Schüssel geben.
2. Wein, Apfelsaftkonzentrat, Zucker, Senf, Dill, Basilikum und Olivenöl verrühren, über den Lachs geben und gut unterheben.
3. Den Lachs 15–20 Minuten beiseite stellen, bis der Fisch trübe wird.
4. Unterdessen die Salate waschen, trocken schütteln, mischen und auf 4 Tellern anrichten.
5. Die Zucchini waschen, in dünne Scheiben schneiden und zu dem Salat garnieren. Mit Würzdressing und Olivenöl beträufeln.
6. Das Lachs-Tatar auf die Mitte der Salatblätter geben und mit Dillzweigen und Basilikumblättern garnieren.

Zubereitungszeit ca. 45 Minuten. Dazu schmeckt Vollkornbrot mit Butter besonders gut. Als Variation passt auch Schellfisch hier sehr gut. Man kann natürlich auch Lachs und Schellfisch, in gleichen Teilen, mischen.

Paniertes Fischfilet

Zutaten für 4 Personen

4 Fischfilets zu je ca. 200 g, z. B. Kabeljau, Schellfisch, Seelachs oder Rotbarsch
3 EL Würzdressing
2 Msp. Pfeffer
1/2 TL getrockneter Majoran oder Thymian
4 EL Mehl
1 Ei
8 EL Semmelbrösel
1 TL Salz
6 EL Bratfett

Zubereitung

1. Die Fischfilets waschen, trocken tupfen, mit dem Würzdressing beträufeln, mit Pfeffer und den Kräutern einreiben. Die Filets anschließend zugedeckt 20 Minuten ziehen lassen.
2. Das Mehl auf einen tiefen Teller geben. Das Ei mit 1 Esslöffel Wasser in einem tiefen Teller verquirlen. Die Semmelbrösel auf einem flachen Teller verteilen.
3. Die Fischfilets salzen, dann zuerst im Mehl wenden, in das verquirlte Ei tauchen und zuletzt in den Semmelbröseln wenden, diese dann abschütteln.
4. Das Bratfett in einer großen Pfanne erhitzen, die panierten Filets hinein geben und von jeder Seite 5 Minuten braten, bis die Panade knusprig und braun geworden ist.

Bratzeit ca. 10 Minuten.
Als Beilagen eignen sich Kartoffelsalat, Petersilienkartoffeln und Kopfsalat.
Nach der 12.–14. Woche können die Fischfilets mit Zitronenspalten garniert serviert werden.

Räucherlachs mit Avocado

Zutaten für 4 Personen

100 ml Schlagsahne
1 EL Meerrettich aus dem Glas
1 Prise Salz, Zucker und weißer Pfeffer
7 EL Würzdressing
2 reife Avocados
16 Scheiben Räucherlachs
2 frische Feigen
1 Glas Keta-Kaviar

Zubereitung

1. Die Sahne steif schlagen, den Meerrettich unterziehen und mit Salz, Zucker und Pfeffer abschmecken.
2. Die Avocados schälen, halbieren und vom Stein lösen. Die Hälften in ca. $^1/_2$ cm dicke Streifen schneiden und sofort im Würzdressing wenden.
3. Den Räucherlachs und die Avocadostreifen auf einem Teller portionsweise anrichten und in der Mitte den Sahnemeerrettich verteilen.
4. Die Feigen in Scheiben schneiden, auf dem Teller garnieren und auf jede Scheibe etwas Kaviar geben.

Zubereitung ca. 15 Minuten.
Dazu Toast oder Baguette mit Butter reichen.
Nach der 12.–14. Woche können die Feigen gegen Limetten ausgetauscht werden.

Saibling in Folie gegart

Zutaten für 4 Personen

4 Bachsaiblinge
1 TL Salz
1 Bund Dill
Öl für die Folie
800 g Kartoffeln
150 g Butter

Zubereitung

1. Die ausgenommenen Fische unter fließend kaltem Wasser waschen, von innen und außen trocken reiben und dann jeden Saibling innen salzen.
2. Den Dill waschen, trocken schleudern und in jeden Fisch 2 Stängel Dill legen.
3. 4 große Stücke Alufolie mit Öl bestreichen. Die Fische jeweils in die Mitte legen, die Folie zuschlagen und fest verschließen, aber nicht zu eng um den Fisch spannen.
4. Den Backofen auf 200° vorheizen.
5. Die Kartoffeln waschen, gut abbürsten und in Salzwasser aufsetzen. Nach 20-minütigem Garen die Kartoffeln abgießen und abschrecken.
6. Die Bachsaiblinge auf den Rost des Bachkofens legen und auf der mittleren Schiene 15–20 Minuten garen.

7. Die Butter in einem Topf schmelzen und einmal aufwellen lassen, vom Herd nehmen und stehen lassen, damit sich der weiße Schaum vom Butterfett trennt. Die gegarten Saiblinge werden in der Alufolie serviert. Dazu reicht man die Kartoffeln mit der Schale und geklärter Butter.

Zubereitungszeit ca. 30 Minuten. Nach der 12.–14. Woche können Zitronenviertel mit serviert werden.

Schellfisch-Spinat-Tarte

Zutaten für 6 Personen

80 g Vollkornmehl
80 g Weizenmehl
1 Prise Salz
80 g kalte Butter in Flocken
Füllung:
350 g geräuchertes Schellfischfilet
150 ml Mehl
150 g Creme double
120 g Blattspinat, TK aufgetaut
3 Eigelbe
80 g geriebener würziger Käse
Salz und Pfeffer

Zubereitung

1. Mehl und Salz in eine Schüssel geben, die Butterflocken dazumischen und mit 2–3 Esslöffel Wasser zu einem festen Teig verarbeiten.
2. Den Backofen auf 200° vorheizen.
3. Den Teig ausrollen und eine 20 cm große Pastetenform damit ausschlagen, diese dann 20 Minuten kalt stellen.
4. Mit Alufolie und getrockneten Bohnen auslegen und 10–12 Minuten blind backen. Danach die Folie und die Bohnen entfernen und weitere 10 Minuten goldbraun backen. Leicht abkühlen lassen.
5. Die Backofentemperatur auf 190° reduzieren.
6. Den Schellfisch mit Milch und Creme double in eine Pfanne geben, aufkochen, abdecken und vom Herd nehmen. 10 Minuten ziehen lassen, den Fisch herausnehmen und den Fischsud in eine Schüssel geben. Den Fisch häuten und zerkleinern.
7. Das Wasser aus dem Spinat drücken.

8. Den Spinat mit dem Fisch auf den Teig geben.
9. Den Fischsud mit dem Eigelb und 50 g Käse verrühren, abschmecken und in die Form gießen. Mit dem restlichen Käse bestreuen und 30 Minuten backen, bis die Füllung goldgelb und gerade fest ist.

Zubereitungszeit ca. 60 Minuten. Dazu passen grüne Salate.

Gaumenschmaus vom Fleisch

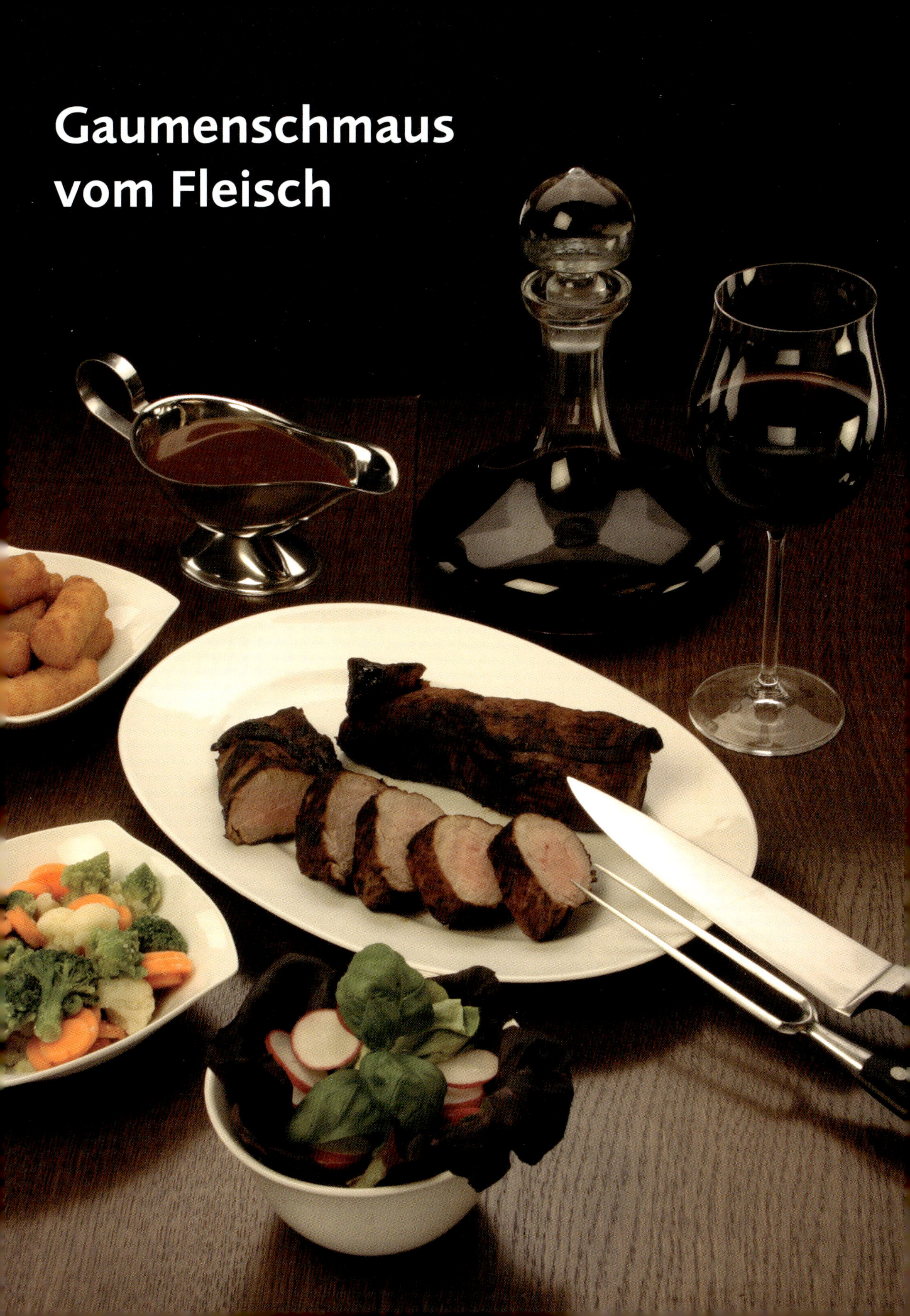

Cordon Bleu

Zutaten für 4 Personen

4 dünne, lange Kalbschnitzel zu je ca. 200 g
je 2 Msp. Salz und Pfeffer
100 g gekochter Schinken
4 Scheiben Käse
$^1/_2$ TL mildes Paprikapulver
4 Essiggurken
3 EL Mehl
1 Ei
1 EL Wasser
8 EL Semmelbrösel
6 EL Butter
1 Bund Petersilie

Zubereitung

1. Die Schnitzel kalt waschen, gut abtupfen und die Häute an den Rändern gut einschneiden.
2. Die Schnitzel leicht klopfen oder mit dem Handballen flach drücken und auf einer Seite mit Salz und Pfeffer einreiben.
3. Je eine Schnitzelhälfte mit Schinken und Käse belegen, den Käse dann mit dem Paprikapulver bestreuen.
4. Die Gurken in Scheiben schneiden und eine Gurke auf jedes Schnitzel legen.
5. Jeweils die unbelegte Schnitzelhälfte über die belegte klappen und mit Holzspießchen feststecken.
6. Das Ei verquirlen, Mehl und Semmelbrösel auf flache Teller füllen.
7. Die Schnitzel zuerst im Mehl wenden, dann von beiden Seiten ins Ei tauchen und anschließen in den Semmelbröseln wenden und andrücken.
8. Die Butter in einer großen Pfanne erhitzen, aber nicht bräunen lassen. Die Schnitzel von jeder Seite ca. 6–8 Minuten in der Butter braten.

Bratzeit ca. 15 Minuten.
Als Beilagen schmecken junge Salzkartoffeln, Kroketten, Buttergemüse und grüne Salate.
Nach der 12.–14. Woche kann man als Beilage auch grüne Bohnen, Bohnensalat und Zitronenscheiben servieren.

Frikadellen, 1. Variante (Fleischlaibchen)

Zutaten für 4 Personen

1 altbackenes Brötchen
1/2 l lauwarmes Wasser
375 g Hackfleisch
1 Ei
1 TL mittelscharfer Senf
1/2 TL Salz
1/2 TL Liebstöckel
1 Msp. Pfeffer
2 Msp. Muskatnuss
2 Msp. getrockneter Majoran
1 Msp. getrockneter Thymian
3 EL Bratfett

Zubereitung

1. Das Brötchen halbieren und in einer Schüssel mit lauwarmem Wasser einweichen.
2. Das Hackfleisch in eine Schüssel geben. Das eingeweichte Brötchengut ausdrücken und mit dem Ei, Senf, Liebstöckel, Pfeffer, Salz, Muskatnuss, Majoran und Thymian und der klein gehackten Petersilie zum Fleisch geben und die Masse gut verkneten. Den Hackfleischteig noch einmal kräftig abschmecken und mit der Hand etwa 7 cm große, flache Frikadellen formen.
3. Das Bratfett in eine große Pfanne geben und erhitzen.
4. Die Frikadellen von jeder Seite kräftig anbraten und dann auf jeder Seite etwa 8 Minuten bei milder Hitze fertig braten.

Bratzeit ca. 20 Minuten.

Frikadellen, 2. Variante (Fleischlaibchen)

Zu dem Fleisch 150 g Schafskäse geben. Majoran, Thymian und Muskatnuss gegen Oregano und Basilikum austauschen.

Passt gut zu mediterranen Gerichten und gefüllten Zucchini.

Gespicktes Rinderfilet

(etwas schwierig)

Zutaten für 4 Personen

750 g schmales Rinderfilet
80 g Speck
2 EL Öl
1/2 TL Salz
1 1/2 Tassen Fleischbrühe
1 Glas alkoholfreier Rotwein
2 EL Speisestärke
3 EL Wasser

Zubereitung

1. Den Backofen auf 220° vorheizen.
2. Den Speck in dünne, etwa 5 cm lange Streifen schneiden.
3. Das Filet von den weißen Häutchen befreien, kurz kalt waschen, gut trocken tupfen und mit den Speckstreifen spicken.
4. Das Öl erhitzen. Das Fleisch im Bratgeschirr mit dem heißen Öl begießen, salzen und auf der mittleren Schiebeleiste im Backofen 35 Minuten braten. Während des Bratens öfter mit dem ausgetretenen Fett beschöpfen oder bestreichen.
5. Die Fleischbrühe erhitzen, den Bratenfond damit ablöschen, in einen kleinen Topf schütten und den Rotwein dazugeben.
6. Die Speisestärke mit dem Wasser anrühren, die Sauce damit binden und einmal kräftig aufkochen lassen.
7. Das Filet in dünne Scheiben schneiden und mit der Sauce überziehen.

Zubereitungszeit ca. 45 Minuten. Als Beilagen schmecken Butternudeln, Kartoffelpüree, Feldsalat oder Spargelsalat.

Kalbsfrikassee (Kalbsragout)

Zutaten für 4 Personen

1 l Wasser
1 TL Salz
500 g Kalbsschulter
3 Stängel Selleriegrün
2 EL Butter
4 EL Mehl
750 ml von der Kalbsbrühe
1 Glas alkoholfreier, halbtrockener Weißwein
1–2 Msp. Salz
1 TL mittelscharfer Senf
1 Becher Sahne
1 Eigelb
1/2 Bund Petersilie

Zubereitung

1. Das Wasser mit dem Salz zum Kochen bringen. Das Fleisch waschen und ins kochende Wasser geben. Die Selleriestängel waschen, zugeben und das Fleisch bei milder Hitze etwa 70 Minuten weich kochen. Während der ersten Minuten wiederholt den sich bildenden Schaum abschöpfen.
2. Das gegarte Fleisch aus der Brühe nehmen, die Brühe durchsieben und 750 ml davon abmessen.
3. Die Butter in einem Topf zerlassen, das Mehl darin glatt rühren, bis es leicht gelblich ist und nach und nach mit wenig Fleischbrühe ablöschen. Die restliche Fleischbrühe unter Rühren in die Einbrenn gießen und bei milder Hitze einige Minuten kochen lassen.
4. Den Wein zufügen und die Sauce mit Senf und Salz abschmecken.
5. Die Sahne mit dem Eigelb verquirlen und die Sauce vom Herd nehmen. Etwa 2 Esslöffel der Sauce zur Eigelbsahne rühren und dieses Gemisch unter die Sauce rühren. Nach dem Legieren nicht mehr kochen lassen!
6. Das Kalbfleisch in Würfel schneiden und in der Sauce ziehen, aber nicht kochen lassen.
7. Das Frikassee mit gehackter Petersilie bestreuen.

Zubereitungszeit ca. 1 1/2 Std.
Als Beilagen eignen sich Reis, Salzkartoffeln, grüner Salat und Blätterteiggebäck.

Schinken im Teig

Zutaten für 6 Personen

300 g tief gefrorener Blätterteig
1 kg Rollschinken im Stück
1 Ei
3 EL geriebener Parmesankäse

Zubereitung

1. Den Blätterteig auftauen lassen.
2. Das Eigelb vom Eiweiß trennen und etwas Eigelb zum Bestreichen abnehmen. Das restliche Ei verquirlen und mit dem Käse verrühren.

3. Den Backofen auf 200° vorheizen.
4. Den Blätterteig so groß ausrollen, dass der Schinken darin eingeschlagen werden kann.
5. Den Schinken auf den Blätterteig legen und mit der Käse-Ei-Masse bestreichen.
6. Den Blätterteig um den Schinken schlagen und die Ränder gut festdrücken.
7. Das Backblech kalt abbrausen. Den Teig mit der „Naht“ nach unten auf das feuchte Blech setzen und mit dem Eigelb bestreichen. Auf der Oberseite 2 mm tiefe Einschnitte in den Blätterteig schneiden.
8. Den Schinken auf die zweite Schiebeleiste von unten in den Backofen geben und ca. 60 Minuten goldgelb backen.

Backzeit ca. 60 Minuten.
Als Beilagen schmecken besonders gut Salzkartoffeln oder Brokkoli mit Sauce Hollandaise.
Nach der 12.–14. Woche kann man auch gedünsteten Weißkohl oder Sauerkraut reichen.

Schinken mit Kirschsauce

Zutaten für 8 Personen

1 1/2 kg gekochter Schinken mit Schwarte
450 g Apfelgelee
1 EL mittelscharfer Senf
6–8 EL alkoholfreier Rotwein
4 EL Zucker
750 g Schattenmorellen aus dem Glas
je 1 Msp. Zimt und gemahlene Gewürznelken
1 EL Speisestärke

Zubereitung

1. Den Backofen auf 200° vorheizen.
2. Den Schinken mit der Schwarte nach oben in die Bratpfanne des Backofens legen, 3 Esslöffel Wasser dazugießen und den Schinken auf der untersten Schiebeleiste im Backofen 1 1/2 Stunden garen.
3. Das Gelee, den Senf, den Rotwein und den Zucker 2 Minuten erwärmen. Nach 10 Minuten Bratzeit den Schinken damit beträufeln. Diesen Vorgang wieder-

holen bis die Schwarte kross und aufgeplatzt ist.
4. Während der Bratzeit die Schattenmorellen in einem Sieb abtropfen lassen und den Saft auffangen.
5. Die Schattenmorellen mit dem Zimt und den Nelken würzen.
6. Kurz vor dem Ende der Garzeit 1/4 l Kirschsaft in einem Topf erhitzen. Die Speisestärke mit etwas Kirschsaft verrühren und den erhitzten Kirschsaft damit binden.
7. Die Schattenmorellen in der Sauce erwärmen und je nach Geschmack mit 2 EL Rotwein abschmecken.
8. Den gebratenen Schinken auf einer vorgewärmten Platte anrichten und mit der Sauce überziehen.

Bratzeit ca. 90 Minuten.
Als Beilage schmecken Pellkartoffeln und grüner Salat ausgezeichnet.

Schweinsbraten mit Birnen

Zutaten für 6 Personen

Für den Braten:
1 kg Schweinefleisch mit Schwarte
1/8 l Wasser
1 TL Salz
8 Gewürznelken
1 EL mittelscharfer Senf
3/8 l Fleischbrühe
4 EL alkoholfreies Bier oder Wasser
1 EL Mehl
2 EL Wasser
je 1 Msp. Salz und Pfeffer
Für die Birnen:
500 g Birnen
8 Gewürznelken
1 EL Butter
1/8 l alkoholfreier Weißwein
1 TL Zucker
1/2 Lorbeerblatt
3 Pfefferkörner

Zubereitung

1. Den Backofen auf 200° vorheizen.
2. Das Wasser zum Kochen bringen. Das Fleisch kurz kalt waschen, abtrocknen, mit dem Salz einreiben und mit der Schwarte nach unten ins Bratgeschirr legen. Das kochende Wasser zugießen und auf der untersten Schiebeleiste 10 Minuten im Backofen

„dämpfen“. Durch den Dampf wird die Schwarte weich.
3. Das Fleisch herausnehmen und das Wasser weg gießen. Die Schwarte karoförmig einschneiden und in die Schnittpunkte die Gewürznelken stecken.
4. Die Seite ohne Schwarte mit Senf bestreichen und das Fleisch nun mit der Schwarte nach oben fast 2 Stunden braten. Von Zeit zu Zeit seitlich etwas heiße Fleischbrühe zugießen, den Bratensatz lösen und mit dem Bratenfond das Fleisch beschöpfen.
5. Während das Fleisch brät, die Birnen schälen, halbieren, das Kerngehäuse entfernen und die Birnenhälften mit je 1 Gewürznelke spicken.
6. Die Butter, den Weißwein, den Zucker, das Lorbeerblatt und die Pfefferkörnern mit den Birnenhälften in einen Topf geben und zugedeckt ca. 15 Minuten gar dünsten.
7. 15 Minuten vor Ende der Bratzeit die Schwarte mit kaltem Bier oder Salzwasser begießen. Dadurch wird sie besonders knusprig.
8. Den fertigen Braten warm stellen. Den Bratenfond mit etwas Fleischbrühe lösen, durch ein Sieb in einen Topf gießen und evtl. mit etwas Wasser (bis zu einem 3/4 Liter) auffüllen. Das Mehl mit Wasser anrühren, die Sauce binden, einige Male aufkochen lassen und mit Salz und Pfeffer abschmecken.
9. Den Braten aufschneiden, die Nelken entfernen und mit den Birnenhälften umlegen. Den Rest der Sauce gesondert reichen.

Bratzeit 2 Stunden.
Als Beilagen schmecken Klöße aus gekochten oder rohen Kartoffeln, Kartoffelpüree, Nudeln und grüne Blattsalate.

Schweinebraten gefüllt mit Backpflaumen

Zutaten für 4 Personen

200 g Backpflaumen
1 großer Apfel
1 EL Apfelsaftkonzentrat
1 EL alkoholfreier Weißwein
1 1/2 kg ausgelöster Schweinerücken ohne Haut und Knochen
Salz und Pfeffer
60 g Butterschmalz
1/4 l heiße Fleischbrühe
1 EL Johannisbeergelee
3 EL alkoholfreier Weißwein
4 EL Sahne
40 g Butter

Zubereitung

1. Die Backpflaumen in schmale Streifen schneiden und den Apfel schälen, entkernen und in Würfel schneiden. Das Apfelsaftkonzentrat mit dem Wein mischen, die Apfelwürfel beträufeln und zu den Backpflaumen geben.
2. Den Schweinerücken abspülen und trocken tupfen. Mit einem scharfen Messer waagerecht eine Tasche einschneiden. Diese salzen und pfeffern, mit dem Obst füllen und zunähen. Das Fleisch von außen mit Salz und Pfeffer einreiben.
3. Das Butterschmalz erhitzen, den Schweinebraten hineinsetzen, 20 Minuten rundherum anbraten und die Brühe zugießen.
4. Zugedeckt im vorgeheizten Backofen auf der mittleren Schiene bei 180° 45 Minuten braten. Danach herausnehmen und 10 Minuten ruhen lassen.
5. Die Fäden entfernen und das Fleisch in Scheiben schneiden.
6. Für die Sauce den Bratenfond einkochen lassen. Johannisbeergelee einrühren, Wein und Sahne hinzufügen. Die Butterflöckchen einschlagen, bis die Sauce sämig ist und noch einmal abschmecken.

Zubereitung ca. 70 Minuten.
Mein Tipp: 4 Äpfel nach dem Bratapfelrezept zubereiten und diese 20–30 Minuten mit dem Braten garen. Als Beilage reicht man Butternudeln und Feldsalat.

Gefülltes Schweinefilet

Zutaten für 4 Personen

Für den Braten:
800 g Schweinefilet, mit eingeschnittener Tasche zum Füllen
1 TL Salz, Pfeffer, Zucker
50 g Butter
1/4 l Fleischbrühe
1 TL Mehl
100 ml Sahne

Für die Füllung:
200 g Bärlauch
1 Bund Petersilie
2 Scheinen Weißbrot
200 g Frischkäse
2 Eier
4 EL Sahne
1/2 TL Salz
1 Msp. Pfeffer und Muskatnuss

Zubereitung

1. Das Filet enthäuten, eventuell vorhandenes Fett abschneiden und eine Tasche einschneiden.
2. Bärlauch und Petersilie putzen und klein schneiden. Das Weißbrot würfeln.
3. Die Sahne in einem Topf erhitzen, Brotwürfel, Bärlauch und Petersilie darin verrühren und das Gemisch vom Herd nehmen.
4. Die Eier mit Salz, Pfeffer, Muskatnuss und dem Frischkäse vermischen und zum Brotgemisch geben. Das alles zu einem geschmeidigen Brei verrühren.
5. Die Tasche mit der Weißbrotmischung füllen und zunähen.
6. Das Filet mit Salz, Pfeffer und Zucker einreiben. Die Butter in einer Pfanne erhitzen, das gefüllte Filet hinzugeben und von allen Seiten anbraten. Anschließend bei milder Hitze 30 Minuten schmoren lassen.
7. Das geschmorte Fleisch aus der Pfanne nehmen, warm stellen und ruhen lassen.
8. Den Bratensaft mit Wasser ablösen und aufkochen lassen. Die Sahne mit dem Mehl verrühren, die Sauce damit andicken und abschmecken.

Zubereitungszeit ca. 45 Min.
Als Beilagen eignen sich Kartoffeln, Nudeln und grüne Salate besonders gut.

Grundrezept für Lammbraten

Zutaten für 6 Personen

1/4 l Wasser
1 kg Lammfleisch aus Rücken oder Keule
1 TL Salz
1 Msp. Pfeffer
1/4 l alkoholfreier, halbtrockener Weißwein
1 EL Speisestärke

Zubereitung

1. Den Backofen auf 240° vorheizen.
2. Das Wasser zum Kochen bringen.
3. Das Fleisch kurz waschen, abtrocknen, die Fettschicht einige Male einschneiden und dann mit Salz und Pfeffer einreiben.
4. Den Braten mit der eingeschnittenen Seite in die Bratpfanne legen, mit einer 1/2 Tasse heißem Wasser begießen und auf der zweiten Schiene von unten im Backofen 40–50 Minuten braten. Während der Bratzeit den Braten immer wieder mit dem Bratenfond begießen und evtl. ab und zu Wasser nachgießen.
5. Den fertigen Braten warm stellen. Die Sauce mit Wein auffüllen. Die Speisestärke mit Wein anrühren, die Sauce binden und kräftig aufkochen lassen.
6. Den Braten in Scheiben schneiden und mit der Sauce servieren.

Bratzeit ca. 50 Minuten.
Als Beilage schmecken Reis, überbackene Zucchini, Buttergemüse oder deftige Salate.

Grundrezept für Rinderbraten

Zutaten für 4 Personen

750 g Rinderlende oder Rinderfilet
1 Möhre
1/4 Knolle Sellerie
1 Petersilienwurzel
1 Lorbeerblatt
je 1 TL Salz, Pfeffer, edelsüßer Paprika
4 EL Bratfett
1/4 l Fleischbrühe
2 TL Liebstöckel
1 Glas alkoholfreier Rotwein
3 EL saure Sahne
1 Msp. Zucker

Zubereitung

1. Das Fleisch von den Häuten und Sehnen befreien, kalt waschen, trocken tupfen und mit dem Salz und dem Pfeffer einreiben.
2. Das Bratfett in einem großen Schmortopf erhitzen und rund herum anbraten. Das geputzte, in grobe Stücke geschnittene Gemüse hinzugeben und mitbräunen lassen, die heiße Fleischbrühe seitlich hinzufügen, das Lorbeerblatt und den Liebstöckel zum Braten geben und zugedeckt, bei mittlerer Hitze ca. 45 Minuten schmoren lassen. Den Braten öfters mit dem Bratenfond begießen.
3. Den fertigen Braten warm stellen, die Sauce durch ein Sieb in einen kleineren Topf geben und mit dem Rotwein zu einem 1/4 Liter auffüllen.
4. Die saure Sahne mit der Speisestärke verrühren, die Sauce binden und einmal kräftig aufkochen lassen. Mit Salz und Zucker kräftig abschmecken.

Zubereitungszeit ca. 60 Minuten.
Als Beilagen schmecken Salzkartoffeln, Kartoffelpüree, Kartoffelklöße, Kartoffelkroketten oder Nudeln, Buttergemüse nach Verträglichkeit und deftige Rohkostsalate.

Grundrezept für gegrillte Steaks

Zutaten für 4 Personen

4 Filetsteaks zu je ca. 200 g, in 2 cm dicke Scheiben geschnitten
2 EL Öl
1 TL Salz
4 Msp. Pfeffer

Zubereitung

1. Den Grill vorheizen.
2. Die Steaks mit einem feuchten Tuch abreiben, gut trocken tupfen und alle weiße Häutchen ablösen.
3. Die Steaks von beiden Seiten mit Öl einpinseln.
4. Die Fettpfanne oder Alufolie unter den Grillrost geben und von jeder Seite 6 Minuten grillen, danach salzen und pfeffern.

Grillzeit ca. 10–12 Minuten.
Folgende Beilagen passen gut zu gegrillten Steaks: Kräuterbutter, Sauce Hollandaise, Spargel, Pommes frites, Kroketten, grüne Salate und je nach Verträglichkeit gedünstete Tomaten oder junge, grüne Bohnen.

Grundrezept für gebratene Steaks

Zutaten für 4 Personen

4 Steaks zu je ca. 200 g
1 TL Salz
1 TL Zucker
4 Msp. Pfeffer
3 EL Butterschmalz

Zubereitung

1. Die Steaks mit einem feuchten Tuch gut abreiben, trocken tupfen und alle Häutchen ablösen.
2. Mit Salz, Pfeffer und Zucker einreiben.
3. Das Bratfett in einer Pfanne bei kräftiger Hitze zerlassen, die Steaks hinein geben und von jeder Seite bei mittlerer Hitze 6–7 Minuten braten.
4. Die Pfanne von der Hitzequelle nehmen und zugedeckt einige Minuten ruhen lassen.

Kartoffelpüree, Bratkartoffeln, frisches Weißbrot, Salate und je nach Verträglichkeit, gegrillte Tomaten und Maiskolben oder gedünstete Pilze eignen sich als Beilagen.

Käseschnitzel

Zutaten für 4 Personen

4 Schnitzel vom Kalb oder Schwein
2 Msp. Pfeffer
je 1 Msp. gemahlener Rosmarin, Thymian und Salz
2 EL Mehl
1 EL Butter
150 g Käse in Scheiben (Chester, Edamer oder Camembert)

Zubereitung

1. Das Fleisch kalt waschen, trocken tupfen, eventuell häuten und den Fettrand einschneiden.
2. Den Pfeffer mit dem Rosmarin und dem Thymian mischen und die Schnitzel von beiden Seiten damit einreiben. Die Schnitzel von beiden Seiten in Mehl wenden und abschütteln.
3. Die Butter in einer großen Pfanne zerlassen. Die Schnitzel in dem heißen Fett von jeder Seite 3–5 Minuten goldbraun braten,

salzen und mit Käse belegen. Diesen bei milder Hitze schmelzen lassen.

Bratzeit ca. 15 Minuten.
Als Beilagen schmecken Reis, Nudeln mit klein geschnittenem rohem Schinken gemischt und grüner Salat.
Nach der 6. Woche kann man gedünstete Tomaten oder Gurkensalat mit Dill reichen.

Paniertes Schweineschnitzel

Zutaten für 4 Personen

4 Schweineschnitzel zu je ca. 200 g
1/2 TL Salz
1/2 TL Pfeffer
3 EL Mehl
1 Ei
1 EL Wasser
8 EL Paniermehl
6 EL Pflanzenfett

Zubereitung

1. Das Mehl und das Paniermehl in flache Teller schütten. Das Ei in einem Suppenteller verquirlen.
2. Die Schnitzel kalt abbrausen, gut trocken tupfen, die Haut an den Rändern herausschneiden und mit Salz und Pfeffer einreiben.
3. Anschließend zuerst in Mehl wenden, dann im Ei eintauchen und von beiden Seiten im Paniermehl wenden. Die Schnitzel danach abschütteln.
4. Das Bratfett in einer Pfanne bei kräftiger Hitze zerlassen. Die panierten Schnitzel im heißen Fett von jeder Seite 4 Minuten goldbraun braten lassen.

Zubereitungszeit ca. 30 Minuten.
Als Beilagen schmecken Pommes frites, herzhafter Salat und je nach Verträglichkeit Gemüse und Saucen.

Ratsherrenspieße

Zutaten für 4 Personen

Für die Spieße:
200 g Hähnchenfleisch
200 g Kalbsfilet
200 g Schweinefilet
je 2 Msp. Rosmarin und Basilikum
100 g Lachsschinken
4 Scheiben Weißbrot
2 EL Öl
$^1/_2$ TL Salz
Für die Beilagen:
400 g Spargelspitzen
1 TL Butter
4 Scheiben Toastbrot
100 g getrüffelte Leberpastete

Zubereitung

1. Den Grill vorheizen
2. Das Hähnchenfleisch, die Filets und den Lachsschinken in gleich große Würfel schneiden.
3. Das Toastbrot in 8 Dreiecke schneiden.
4. Auf jeden Spieß Weißbrot stecken, dann abwechselnd Lachsschinken, Hähnchenfleisch, Filetwürfel und abschließend wieder Toastbrot darauf platzieren. Den Spieß mit Öl bestreichen.
5. Den Spieß dann 10 Minuten unter ständigem Wenden grillen.
6. Die gegarten Spargelspitzen in der Butter erwärmen. Die Toastbrote in 8 Dreiecke schneiden und mit Gänseleberpastete bestreichen.
7. Die Spieße salzen und mit den Broten anrichten. Die Spargelspitzen gesondert dazu reichen.

Zubereitungszeit ca. 30 Minuten.

Saltimbocca

Zutaten für 4 Personen

4 Kalbsschnitzel zu je ca. 200 g
2 Msp. Pfeffer
100 g kleine rohe Schinkenscheiben
4 frische Salbeiblätter
2 EL Mehl
1 TL Salz
3 EL Bratfett
1 TL Butter

Zubereitung

1. Die Schnitzel kalt abbrausen, gut trocken tupfen und klopfen bis sie ca. 1/2 cm dünn sind.
2. Die Schnitzel mit dem Pfeffer einreiben, jedes Schnitzel zur Hälfte mit Schinken belegen und darauf ein Salbeiblatt geben. Die Schinkenscheiben sollen allerdings nicht über den Rand der Schnitzel ragen.
3. Die Schnitzel zusammenklappen und mit Holzspießchen feststecken. Das Mehl mit dem Salz mischen und die Schnitzel darin wenden.
4. Das Bratfett in einer Pfanne erhitzen, die Schnitzel bei guter Hitze von jeder Seite 1 Minute braun braten und dann bei milder Hitze von jeder Seite in 5 Minuten fertig braten.
5. Das Bratfett aus der Pfanne gießen, die Butter in der Pfanne aufschäumen lassen und die Schnitzel darin wenden.

Bratzeit ca. 12 Minuten.
Geeignete Beilagen sind Risotto oder frisches Stangenweißbrot und grüne Salate.
Nach der 6. Woche kann auch Tomatensalat dazu serviert werden.
Obwohl Salbeitee zum Abstillen verwendet wird, wurde bei der Verwendung dieses Rezepts keine abstillende Wirkung festgestellt.

Wiener Schnitzel

Zutaten für 4 Personen

4 Kalbsschnitzel zu je ca. 200 g
TL Salz
TL Pfeffer
3 EL Mehl
1 Ei
1 EL Wasser
8 EL Semmelbrösel
6 EL Schweineschmalz
1/2 Bund Petersilie

Zubereitung

1. Das Mehl und die Semmelbrösel auf je einem flachen Teller verteilen und das Ei auf einem Suppenteller verquirlen.
2. Die Schnitzel kurz kalt waschen und trocken tupfen. Die Haut an den Rändern abschneiden, die Schnitzel kurz klopfen und mit Salz und Pfeffer einreiben.

3. Die Schnitzel zuerst in Mehl wenden, dann in das Ei eintauchen und anschließend von beiden Seiten in den Semmelbröseln wenden.
4. Das Schweineschmalz bei guter Mittelhitze zerlassen und die panierten Schnitzel im heißen Fett von jeder Seite 4 Minuten goldgelb braten.

Zubereitungszeit ca. 20 Minuten. Wienerschnitzel werden ohne Sauce und nach der 12.–14. Woche mit Zitronenscheiben und Petersilie serviert.
Als Beilagen passen Kartoffelpüree und Kopfsalat besonders gut.

Schweineroulade mit Brät

Zutaten für 4 Personen

4 dünne lange Schweineschnitzel zu je ca. 200 g
1/2 Bund Petersilie
200 g Kalbs- oder Rinderbrät
2 Msp. Pfeffer
1/2 TL Salz
2 Msp. Salz, Pfeffer
1 EL mittelscharfer Senf
125 g gekochter Schinken, in 4 Scheiben
1/4 l Fleischbrühe
2 EL Bratfett
2 EL mittelscharfer Senf
3 EL saure Sahne

Zubereitung

1. Die Schnitzel kurz kalt waschen und gut trocken tupfen.
2. Die Petersilie waschen, abtropfen lassen und fein hacken. Das Brät mit Pfeffer und der Petersilie vermischen.
3. Die Schnitzel von einer Seite mit Salz, Pfeffer und Senf einreiben. Die Brätmasse darauf streichen und mit einer Scheibe Schinken belegen.
4. Die Schnitzel sorgfältig aufrollen und zustecken. Die Fleischbrühe erhitzen.
5. Das Bratfett in einem Schmortopf erhitzen und die Rouladen rundherum anbraten.
6. Seitlich etwas Fleischbrühe zugießen und die Rouladen 45 Minuten zugedeckt schmoren lassen. Von Zeit zu Zeit etwas heiße

Fleischbrühe nachgießen und dabei das Fleisch beschöpfen.

7. Die gegarten Rouladen aus dem Schmortopf nehmen und warm stellen. Den Bratensatz mit der restlichen Fleischbrühe lösen und bis zu einem $^1/_4$ Liter auffüllen. Den Senf einrühren, noch einmal aufkochen lassen und mit der Sahne verfeinern.

8. Die Sauce über die Rouladen gießen.

Zubereitungszeit ca. 60 Min.

Mein Tipp: Die Rouladen lassen sich auch mit Rindfleisch zubereiten, müssen dann aber 80 Minuten schmoren und die Sauce kann mit 3 EL alkoholfreiem Rotwein abgeschmeckt werden.

Als Beilagen eignen sich Salzkartoffeln, Kartoffelpüree, Teigwaren oder Reis, deftige Salate und Buttergemüse nach Verträglichkeit.

Schweinemedaillon mit Schinken

Zutaten für 4 Personen

4 Schweinemedaillons zu je ca. 150 g
2 El Öl
$^1/_2$ TL Salz
2 Msp. Pfeffer
4 Tassen Wasser
250 g Reis
1 EL Öl
1 TL Salz
1 TL Butter
50 g geriebener Parmesankäse
100 g gekochter Schinken

Zubereitung

1. Das Öl in einem Topf erhitzen, den Reis unter ständigem Rühren anbraten, mit dem Wasser ablöschen, das Salz zugeben und bei geringer Hitze 20–25 Minuten quellen lassen.

2. Den Schinken in kleine Würfel schneiden und in einer Pfanne rundherum anbraten.

3. Den Grill vorheizen.

4. Die Medaillons mit einem feuchten Tuch abreiben und gut trocken tupfen, von beiden Seiten mit Öl bepinseln und auf dem geölten Rost unter die Grillstäbe schieben.

5. Die Medaillons pro Seite ca. 4–5 Minuten grillen und anschließend salzen und pfeffern.

6. Den gegarten Reis mit dem Käse mischen und das als Sockel an-

richten. Die Medaillons auf den Reis legen und mit Schinkenwürfeln bestreuen.

Zubereitungszeit ca. 40 Minuten. Geeignete Beilagen: Buttergemüse nach Verträglichkeit oder deftiger Salat.

Vogelnester

Zutaten für 4 Personen

4 Eier
125 g gekochter Schinken in 4 Scheiben
4 lange, dünne Schnitzel vom Kalb oder Schwein a. 150 g
TL Salz
2 Messersp. Pfeffer
2 EL Mehl
l Fleischbrühe
2 EL Bratfett
3 EL saure Sahne
1/2 Bund Petersilie

Zubereitung

1. Die Eier hart kochen, gut abschrecken und schälen. Jedes Ei in eine Scheibe Schinken wickeln.
2. Die Schnitzel kalt waschen, gut trocken tupfen und mit Salz und Pfeffer einreiben. Die Eier mit den Schinkenscheiben auf die Schnitzel legen, die Schnitzel aufrollen und mit Küchengarn so zubinden, dass die Eier nicht herausfallen können. Die Rouladen in Mehl wenden.
3. Die Fleischbrühe erhitzen.
4. Das Bratfett in einem Schmortopf heiß werden lassen, die Rouladen 5 Minuten von allen Seiten anbraten. Die Fleischbrühe seitlich zugießen und bei reduzierter Hitze 45 Minuten schmoren lassen. Eventuell, wenn notwendig, Brühe nachgießen, damit die Sauce nicht verkocht.
5. Das Kartoffelpüree nach dem Rezept aus diesem Buch zubereiten.
6. Die fertigen Rouladen aus dem Schmortopf nehmen und warm stellen.
7. Den Bratensatz evtl. mit Fleischbrühe lösen, aufkochen lassen und mit Sahne verfeinern.
8. Das Kartoffelpüree auf den Tellern verteilen, die Roulade halbieren und die beiden Hälften auf das Püree setzen. Die Sauce über die Rouladen gießen und mit gehackter Petersilie bestreuen.

Schmorzeit ca. 50 Minuten.

Als Beilagen schmecken Butterfenchel, Zucchini oder rohe Salate.

Wurstring im Ofen

Zutaten für 4 Personen

1 Ring Fleischwurst, ca. 500 g
150 g Gouda oder Edamer Käse
150 g luftgetrockneter Schinken am Stück
2 EL mittelscharfer Senf
1 Msp. Pfeffer

Zubereitung

1. Den Backofen auf 200°-225° vorheizen.
2. Die Fleischwurst im Ring häuten, auf ein mit Alufolie ausgelegtes Backblech legen und in Abständen von 2 cm quer tief einschneiden.
3. Den Käse und den Schinken in so viele Scheiben schneiden, wie Schnitte in der Wurst sind.
4. Die Wurst mit dem Senf bestreichen und pfeffern. Die Käse- und Schinkenscheiben in die Einschnitte stecken und auf der mittleren Schiene 20 Minuten knusprig braten.

Zubereitungszeit ca. 30 Minuten. Als Beilagen reicht man Pommes frites, Baguettebrot, Bratkartoffeln und grüne Salate.

Brathähnchen im Bratschlauch

Zutaten für 3–4 Personen

1 Brathähnchen, ca. 1200 g
1/2 Bund Petersilie
1/2 TL Salz
2 Msp. Pfeffer, edelsüßer Paprika
3 EL Butter
Bratschlauch

Zubereitung

1. Den Backofen auf 210° vorheizen.
2. Das Hähnchen innen und außen kalt waschen und trocken tupfen.
3. Die Petersilie waschen und abtropfen lassen.
4. Das Hähnchen von innen mit der Hälfte der Gewürze einreiben

und die Petersilie in die Bauchhöhle stecken. Die Schenkel und Flügel an den Körper binden und von außen gut mit Butter bestreichen und mit dem Rest der Gewürze würzen.
5. Den Bratschlauch so zuschneiden, dass er 20 cm länger als das Hähnchen ist, auf einer Seite mit dem Verschlussstreifen gut verschließen und das Hähnchen mit etwas Flüssigkeit hinein geben. Die offene Seite danach fest verschließen. Den gefüllten Bratschlauch mit einem spitzen Gegenstand 2–3-mal einstechen, auf das kalte Backblech legen und auf die unterste Schiene schieben. Beachten Sie dabei, dass die Folie die Backofenwände und Heizstäbe nicht berührt da sie sonst schmilzt.
6. Das Hähnchen ca. 45 Minuten backen lassen, bis sich das Fleisch von den Hähnchenbeinen löst.
7. Den Bratschlauch öffnen und das Hähnchen bei abgeschaltetem Backofen weitere 10 Minuten ruhen lassen.

Bratzeit ca. 60 Minuten.
Petersilienkartoffel, Pommes frites, gegrillte Kartoffelscheiben, Brot oder Brötchen und grüne Salate eignen sich gut als Beilage.

Gefülltes Brathähnchen in Alufolie

Zutaten für 3–4 Personen

1 Brathähnchen, ca. 1200 g
1 Bund Petersilie
100 g Emmentaler oder Edamer Käse
4 EL Mandarinenspalten (Dose)
200 g gemischtes Hackfleisch
1/2 TL Salz
3 Msp. Pfeffer
1 EL Öl
3 EL Butter
1/4 l Fleischbrühe
2 TL Speisestärke
Alufolie

Zubereitung

1. Den Backofen auf 210° vorheizen.
2. Das Hähnchen von innen und außen kalt abwaschen und gut abtrocknen.
3. Die Petersilie waschen, abtrocknen lassen und die Hälfte davon klein schneiden.
4. Den Käse in Würfel schneiden. 1 EL Mandarinen zur Garnierung zu Seite legen. Das Hackfleisch in eine Schüssel geben und mit dem Käse, der Petersilie, den Manda-

rinen und der Hälfte des Salzes und Pfeffers vermengen.
5. Das Hähnchen innen und außen mit Salz und Pfeffer einreiben und mit der Hackfleischmasse füllen. Die Öffnung zunähen, die Flügel und Schenkel an den Körper binden.
6. Ein genügend großes Stück Alufolie mit Öl einpinseln, das Hähnchen mit der Brust nach unten darauf legen. Die Folie oben gut verschließen und auch die Seitenöffnungen gut zusammendrücken.
7. Das Paket auf eine Bratreine legen und auf der mittleren Schiene 60 Minuten braten.
8. Das gegarte Hähnchen aus der Alufolie nehmen, den Bratensaft auffangen und mit der Fleischbrühe aufgießen.
9. Das Hähnchen mit Salzwasser bestreichen und 10 Minuten im Backofen knusprig braten.
10. In der Zwischenzeit den Bratenfond mit der angerührten Speisestärke binden und die Butter in der Sauce aufschlagen.
11. Das fertige Hähnchen in Viertel schneiden.
Als Beilagen haben sich Reis oder Kartoffelpüree, Buttergemüse nach Verträglichkeit, Feldsalat oder Rote-Bete-Salat bewährt.

Hühnerfrikassee

Zutaten für 4 Personen
2 l Wasser
1 1/2 TL Salz
1 Möhre
1 Petersilienwurzel
2 Stück Stangensellerie
1/2 Bund Petersilie
500 g Spargel
Wasser, Salz und Zucker
3/4 l Hühnerkochbrühe
2 EL Butter
4 EL Mehl
1 Tasse alkoholfreier, halbtrockener Weißwein
3 EL Sahne
1 Eigelb

Zubereitung

1. Das Wasser mit dem Salz zum Kochen bringen. Das Huhn innen und außen gut waschen. Das Gemüse putzen und grob schneiden, die Petersilie waschen.
2. Das Huhn mit dem Gemüse und der Petersilie ins kochende

Wasser geben. In den ersten Minuten mehrmals den Schaum abschöpfen und anschließend in einem Topf, der einen Spalt breit geöffnet ist, 2 Stunden leicht kochen lassen. Das Huhn ist gar, wenn sich die Keulen leicht herausdrehen lassen.
3. In der Zwischenzeit den Spargel nach dem Rezept aus diesem Buch zubereiten und in 2 cm lange Stücke schneiden.
4. Einen 3/4 l von der heißen Brühe abmessen. Das Fett von der Oberfläche abschöpfen.
5. Das Huhn aus der Brühe nehmen, die Haut abziehen, das Fleisch von den Knochen lösen und in gleiche Stücke schneiden
6. Die Butter in einem Topf zerlassen, das Mehl hinein streuen und unter Rühren darin anschwitzen, nach und nach mit der Hühnerbrühe aufgießen und alles glatt rühren. Unter ständigem Rühren 10 Minuten köcheln lassen, den Wein zuschütten und mit Salz abschmecken.
7. Die Sahne mit dem Eigelb vermischen, die Sauce vom Herd nehmen und die Eigelbsahne unterziehen. Die Fleischstücke herrichten, den Spargel in die Sauce legen und 5 Minuten darin erwärmen, jedoch keinesfalls kochen.

Garzeit ca. 2 Stunden.
Als Beilagen eignen sich Reis und Kopfsalat, Feldsalat oder Spargelsalat
Mein Tipp: Nach der 12.–14. Woche 100 g tief gefrorene Erbsen und Champignons aus der Dose in der Sauce erhitzen.
Wer mag kann das Frikassee auch mit Kapern abschmecken.
Die übrige Brühe kann übrigens mit einer beliebigen Einlage als Suppe serviert werden.

Putenschnitzel Natur

Zutaten für 4 Personen
4 Putenschnitzel zu je ca. 200 g
2 EL Mehl
2 EL Bratfett
1 TL Butter
1/2 TL Salz je Schnitzel
1 Prise Pfeffer

Zubereitung

1. Die Schnitzel von allen Häuten befreien, kurz kalt waschen und gut trocken tupfen. Mit dem Handballen flach drücken, in Mehl wenden und danach abschütteln, damit das überflüssige Mehl abfällt. Es soll nur ein zarter Mehlfilm haften bleiben.
2. Das Bratfett in einer großen Pfanne, bei Mittelhitze gut heiß werden lassen, die Schnitzel einlegen und von jeder Seite 1 Minute braun anbraten. Danach auf sehr milde Hitze zurückschalten, die Butter in die Pfanne geben und von jeder Seite weitere 3 Minuten braten.
3. Die fertigen Schnitzel salzen und pfeffern.

Bratzeit ca. 8 Minuten.
Als Beilagen schmecken Reis und Chicoréesalat oder Kartoffeln, Nudeln, Gemüse und Saucen je nach Verträglichkeit.

Putenschnitzel mit Füllung

Zutaten für 4 Personen

4 dicke Putenschnitzel
1 Msp. Salz und Pfeffer
4 kleine Scheiben Schinken
4 kleine Scheiben Käse
4 TL gehackte Petersilie
4 EL Mehl
1 Ei
Wasser
8 EL Paniermehl
100 g Butter

Zubereitung

1. In die Putenschnitzel eine Tasche schneiden, von außen salzen und pfeffern.
2. Das gewürzte Fleisch mit einer Schinkenscheibe, einer Scheibe Käse und einem Teelöffel Petersilie füllen und mit einem Holzspieß zustecken.
3. Das Mehl und das Paniermehl auf flache Teller geben und das Ei in einem tiefen Suppenteller verquirlen.
4. Die Putenschnitzel zuerst in Mehl wenden, dann in Ei eintauchen und zum Schluss in Paniermehl wenden. Dann kurz ruhen lassen.
5. Das Bratfett in einer großen Pfanne erhitzen.

6. Die panierten Schnitzel in das Fett legen, die Temperatur etwas zurückschalten und die Schnitzel von beiden Seiten 6 Minuten goldbraun braten.

Zubereitungszeit ca. 30 Minuten. Als Beilagen schmecken Bandnudeln mit Käsesauce und grüne Salate sowie Buttergemüse je nach Verträglichkeit.

Rehgulasch

Dieses Rezept eignet sich erst nach der 6. Woche.

Zutaten für 4 Personen

500 g Kleinfleisch vom Reh
1 Bund Bärlauch
$^1/_2$ TL Salz
je 1 Msp. Ingwer, Majoran und gemahlener Kümmel
1 EL Öl
$^1/_4$ l Fleischbrühe
2 TL Liebstöckel
60 g Schweineschmalz
50 g geräucherter Schinken
1 TL edelsüßer Paprika
1 EL Tomatenmark
50 ml alkoholfreier Rotwein
1 EL Mehl
$^1/_8$ l saure Sahne

Zubereitung

1. Das Rehfleisch waschen, gut abtrocknen und in 3 cm große Würfel schneiden.

2. Den Bärlauch waschen, trocken schütteln und klein schneiden. Den Bärlauch dann mit dem Salz, den übrigen Gewürzen und dem Öl in einer Schüssel mischen. Die Fleischwürfel gut in der Würzmischung wenden und über Nacht, im Kühlschrank zugedeckt, ziehen lassen.

3. Die Fleischbrühe erhitzen.

4. Das Schweineschmalz in einem Schmortopf zerlassen, die Fleischwürfel zugeben und bei starker Hitze von allen Seiten gut anbraten, die Schinkenwürfel hinzufügen und noch einmal durchbraten. Dann mit dem Paprikapulver, dem Liebstöckel und dem Tomatenmark würzen, die Hälfte der Fleischbrühe zugießen und das Gulasch zugedeckt $1^1/_2$-2 Stunden schmoren lassen. Ab und zu nachsehen, ob noch ausreichend Flüssigkeit im Topf ist und

gegebenenfalls Fleischbrühe aufgießen.

5. Das Mehl mit dem Rotwein verrühren und das fertige Gulasch damit binden und einige Male aufkochen lassen.

6. Die saure Sahne unterrühren und alles kräftig abschmecken.

Zubereitungszeit ca. 2 Std.

Als Beilagen schmecken Salzkartoffeln, Spätzle, Klöße aus gekochten Kartoffeln, heiße Pfirsiche mit Preiselbeeren oder Rohkostsalate.

Mein Tipp: Besondere Geschmacksnuancen können Sie erzielen, wenn die Sauce mit einigen Tropfen Sojasauce und 1–2 Messerspitzen Zucker oder mit Preiselbeermarmelade abschmecken. Nach der 12.–14. Woche kann der Bärlauch gegen eine Knoblauchzehe ausgetauscht werden.

Rehmedaillons mit Fruchtsalat

Zutaten für 4 Personen

Für den Fruchtsalat:
1 Honigmelone
1 Dose Orangen
1 Banane
2 kleine Äpfel
340 g Kirschen aus dem Glas
1 Granatapfel
3 EL Johannisbeergelee
2 TL brauner Zucker
6 Tropfen Rumaroma
3 EL Saft von Orangen

Für die Rehmedaillons:
500 g Rehfilet
50 g Butterschmalz
$^1/_2$ TL Salz
2 Msp. Pfeffer und Zucker
8 Scheiben Toastbrot

Zubereitung

1. Für den Fruchtsalat die Orangen und Kirschen abtropfen lassen. Die Orangen in Stücke schneiden. Einige Kirschen und Orangenfilets zum Garnieren zur Seite stellen, die restlichen mit in den Fruchtsalat geben. Die Melone halbieren, die Kerne entfernen und mit einem Kugelausstecher das Fruchtfleisch herauslösen. Die Banane und den Apfel schälen und das Fruchtfleisch in Würfel schneiden. Den Granatapfel halbieren und dessen Kerne herauslösen.

2. Das Johannisbeergelee mit dem Zucker, dem Saft und dem Rumaroma mischen, die Früchte unter-

heben und den Salat zugedeckt bei Zimmertemperatur ca. 15 Minuten ziehen lassen.
3. Den Fruchtsalat dann auf 4 Schälchen verteilen und die Granatapfelkerne darüber streuen.
4. Die Toastscheiben toasten, rund ausstechen und auf eine vorgewärmte Platte legen.
5. Für die Medaillons das Rehfilet in 2 cm dicke Scheiben schneiden. Insgesamt sollten es dann 8 Medaillons sein.
6. Das Butterschmalz bei guter Hitze zerlassen und die Rehmedaillons von jeder Seite 2–3 Minuten rasch braun braten. Das Fleisch von jeder Seite salzen und pfeffern und auf dem getoasteten Brot anrichten, mit wenig Butterschmalz beträufeln und mit einem Orangenfilet und einer Kirsche garnieren.
Die Medaillons mit dem Fruchtsalat sofort servieren. Dazu können auch Herzoginnenkartoffeln gereicht werden.

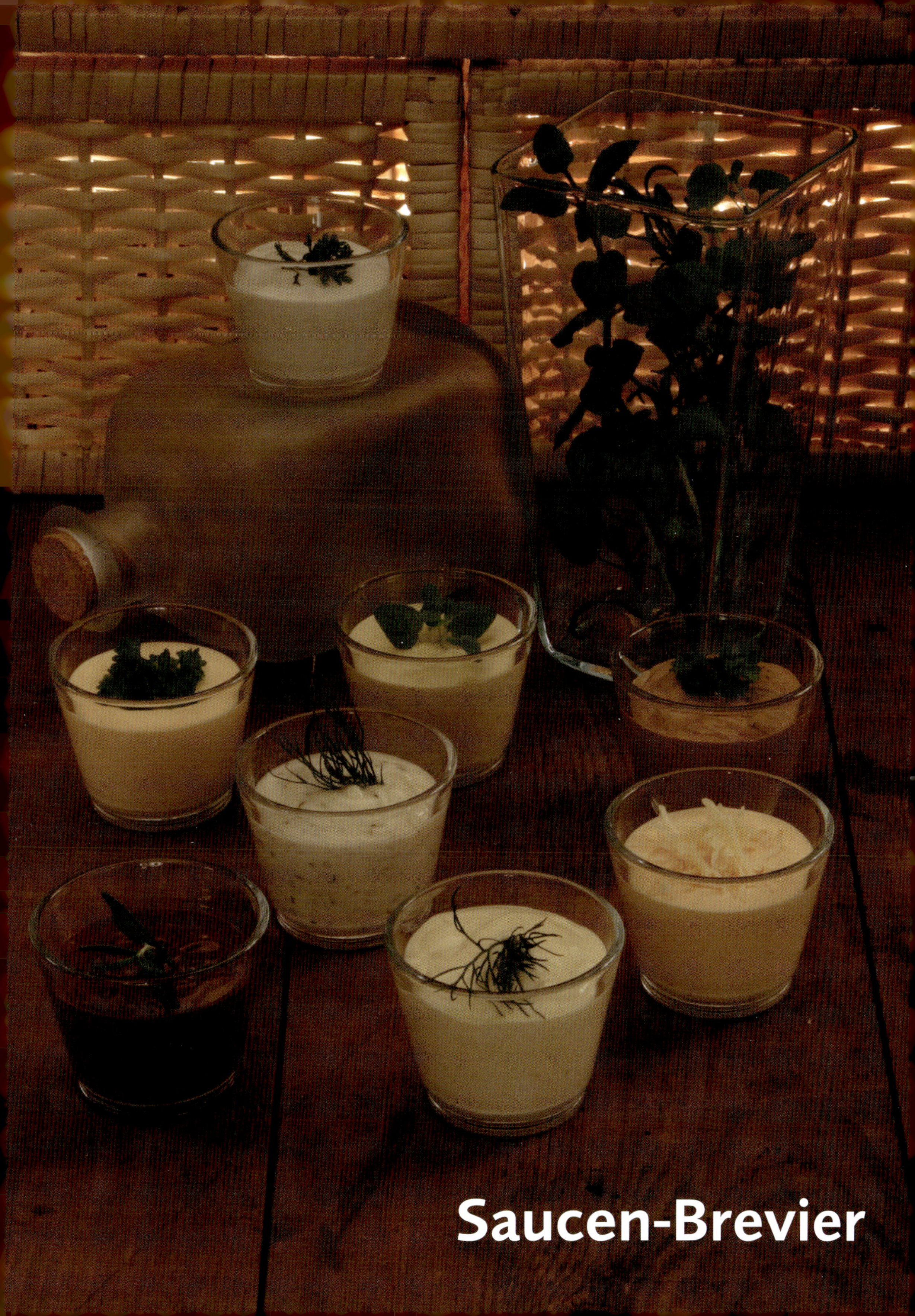

Saucen-Brevier

Dunkle Sauce

Zutaten

2 EL Butter oder Butterschmalz
4 EL Mehl
1/2 l Fleischbrühe
2 TL Liebstöckel
1 Lorbeerblatt
1 Gewürznelke
etwas alkoholfreier Rotwein
je 1 Msp. Salz und Pfeffer
3 EL Sahne

Zubereitung

1. Die Butter erhitzen, das Mehl hinzufügen und langsam unter ständigem Rühren hellbraun braten.
2. Die Fleischbrühe nach und nach unter ständigem Rühren zugießen.
3. Liebstöckel, Lorbeerblatt und Gewürznelke in die Sauce geben.
4. Die Sauce bei milder Hitze 15 Minuten köcheln lassen.
5. Mit dem Wein, Salz und Pfeffer abschmecken und die Sahne unterrühren.

Garzeit 15 Minuten.
Nach der 12.–14. Woche kann Liebstöckel gegen eine kleine Zwiebel ausgetauscht werden.
Diese Sauce passt gut zu Hackbraten und allen Fleischgerichten. Je nach Fleischsorte kann die Rotweinzugabe erhöht oder die Sauce mit Senf abgeschmeckt werden.

Helle Sauce

Zutaten

2 EL Butter
knapp 4 EL Mehl
1/4 l Fleischbrühe
1/8 l Milch
1/2 TL Salz
1 Msp. Pfeffer
4 EL Sahne

Zubereitung

1. Die Butter bei milder Hitze zerlassen.
2. Das Mehl hineinstreuen und gut mit der Butter verrühren.
3. Die Fleischbrühe und die Milch nach und nach in kleinen Mengen langsam unter ständigem Rühren mit einem Schneebesen zugießen

und bei sehr milder Hitze 10 Minuten köcheln lassen.
4. Die Sahne unterheben und mit Salz und Pfeffer abschmecken.

Garzeit 10 Minuten
Die helle Sauce wird oft mit weiteren Zutaten für ein bestimmtes Gericht abgerundet:

1. Variante, Dillsauce

Die heiße, nicht mehr kochende Sauce mit 1 EL alkoholfreiem Weißwein mischen.
Einen Bund gewaschenen, gut abgetropften, klein geschnittenen Dill vor dem Servieren unter die Sauce rühren.
Dillsauce passt gut zu gekochtem oder gedünstetem Fisch, gekochtem Rindfleisch oder hart gekochten Eiern.

2. Variante, Specksauce

50 g Schinkenspeck in der Butter anbraten, das Mehl darüberstreuen und wie im Rezept beschrieben, fertig stellen.
Vorsicht beim Salzen, denn meist ist der Schinkenspeck schon sehr salzig.
Die Specksauce passt gut zu Pellkartoffeln, gebratenem Hering oder gebratenem Fisch.

3. Variante, Käsesauce

Die Sauce wie beschrieben zubereiten. Dann 200 g Sahneschmelzkäse in der Sauce schmelzen lassen. Diese Mischung mit Salz, Pfeffer und Muskatnuss abschmecken und die Sahne unterheben.
Eine Käsesauce passt gut zu Kohlrabi, Blumenkohl, Brokkoli, Spargel und ist auch die Grundlage für verschiedene Nudelgerichte.

4. Variante, Sahnesauce

Das Mehl in der Butter anschwitzen. Mit 1/4 l Milch nach und nach ablöschen und 1/8 l Sahne zugießen. Die Sauce mit Salz, Pfeffer und geriebener Muskatnuss abschmecken und schließlich einige Tropfen Weißwein hinzufügen. Den Topf vom Herd nehmen und 4 EL geschlagene Sahne unterheben.
Sahnesauce passt gut zu Blumenkohl, Spargel, Steaks, gedünstetem Kalbfleisch, Geflügel oder Fisch.

Sauce Bastard, Buttersauce

Zutaten

$^1/_4$ l Fleisch-, Gemüse oder Fischbrühe
1 EL Butter
1 EL Mehl
je 1 Msp. Salz und Pfeffer
1 EL alkoholfreier Weißwein
1 Eigelb
1 EL Sahne
2 EL Butter

Zubereitung

1. Die Brühe erhitzen.
2. Die Butter zerlassen, das Mehl darüber stäuben und verrühren.
3. Nach und nach die Fleischbrühe unterrühren und die Sauce unter ständigem Rühren weitere 10 Minuten köcheln lassen.
4. Anschließend mit Salz, Pfeffer und dem Weißwein abschmecken.
5. Das Eigelb mit der Sahne und 2 EL heißer Sauce verrühren und dieses Gemisch unter die restliche Sauce ziehen. Diese Sauce nicht mehr kochen lassen!
6. Die Butter in Stückchen schneiden und mit einem Schneebesen kräftig in die Sauce einrühren.

Garzeit 20 Minuten.
Passt gut zu gekochtem oder gedünstetem Fisch, gekochtem Geflügel, Kalb-, oder Rindfleisch, Blumenkohl, Brokkoli oder Spargel.

Sauce Béchamel

Zutaten

1 $^1/_2$ EL Butter
2 EL Mehl
$^1/_8$ l Fleischbrühe
$^1/_8$ l Milch
$^1/_8$ l Kaffeesahne, 10%ig
2–3 Msp. Salz
je 1 Msp. Muskatnuss und Pfeffer

Zubereitung

1. Die Butter bei milder Hitze zerlassen, das Mehl hineinstäuben und gut unter die Butter mischen.
2. Mit der Fleischbrühe nach und nach aufgießen und zum Kochen bringen.
3. Die Milch und die Kaffeesahne in die Sauce rühren und bei mitt-

lerer Hitze und unter ständigem Rühren 10 Minuten köcheln lassen.

4. Die Sauce mit dem Salz, der Muskatnuss und dem Pfeffer abschmecken.

Garzeit 20 Minuten

Passt gut zu: Chicorée, Blumenkohl, Brokkoli, Kohlrabi, Chinakohl, Kartoffeln und Lasagne.

Sauce Hollandaise

Zutaten

1 TL Liebstöckel
2 frische Estragonblätter
4 EL alkoholfreier Weißwein
4 EL Wasser
4 Pfefferkörner
2 Eigelbe
160 g Butter
2 Msp. Salz
1 EL Weißwein
1 Msp. geriebene Muskatnuss

Zubereitung

1. Den Liebstöckel und die Estragonblätter mit dem Weißwein, dem Wasser und den Pfefferkörnern mischen.
2. In einem kleinen offenen Topf so lange kochen lassen, bis etwa 2 EL von der Flüssigkeit übrig sind.
3. Die Flüssigkeit durch ein Sieb gießen und erkalten lassen.
4. Die Eigelbe mit der Flüssigkeit vermischen und im heißen, nicht kochenden Wasserbad mit dem Schneebesen so lange schlagen, bis eine cremige Masse entstanden ist.
5. Die Butter in einem Topf bei milder Hitze schmelzen lassen, jedoch dabei nicht erhitzen.
6. Die Schüssel aus dem Wasserbad nehmen und die flüssige, lauwarme Butter tropfenweise unter die Eigelbmasse rühren.
7. Die Sauce mit Wein, Salz und Muskatnuss abschmecken.

Garzeit: 20 Minuten.

Diese Sauce passt gut zu: Artischocken, Brokkoli, Spargel, gekochtem Fisch, Schalen- und Krustentieren sowie zu Steaks,

Nach der 12.–14. Woche kann der Liebstöckel gegen 1/2 Zwiebel und der Weißwein gegen Zitronensaft getauscht werden.

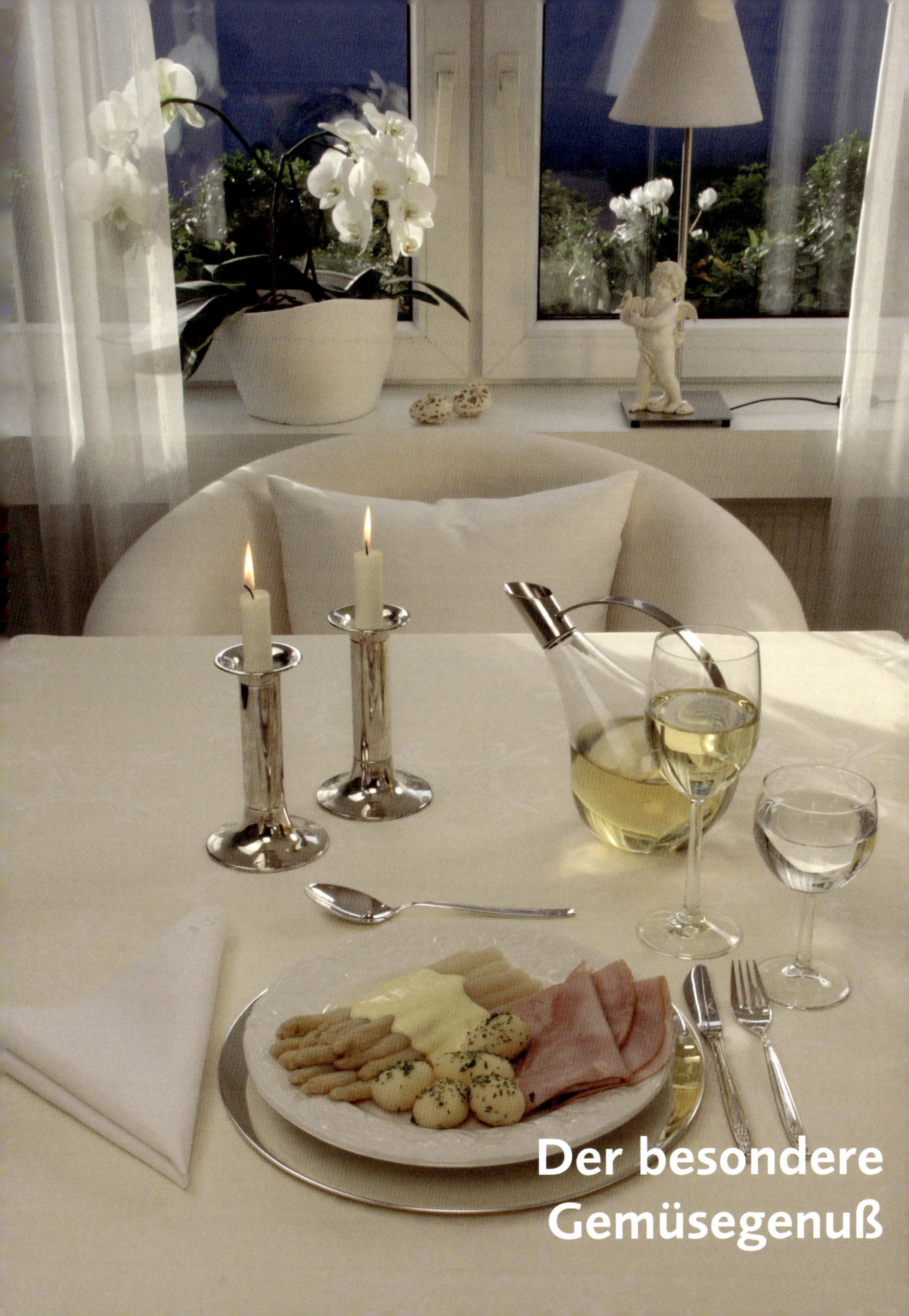

Der besondere Gemüsegenuß

Brüssler Chicorée

Zutaten für 4 Personen

4 dicke Stauden Chicorée
1 EL Butter
$^1/_8$ l Fleischbrühe
$^1/_2$ Bund Petersilie
200 g magerer gekochter Schinken

Zubereitung

1. Backofen auf 200° vorheizen.
2. Die Chicoréestauden waschen, putzen, halbieren und die bitteren Strünke keilförmig herausschneiden.
3. Eine Auflaufform mit Butter ausstreichen. Den Chicorée mit der Schnittfläche nach unten in die gebutterte Form legen.
4. Die Brühe erhitzen und über das Gemüse gießen. Die Form mit Alufolie abdecken.
5. Den Chicorée auf der mittleren Schiene 20 Min. im Backofen garen.
6. Die Petersilie hacken, den Schinken grob würfeln und über den garen Chicorée streuen.

Zubereitungszeit 30 Minuten.
Als Beilagen eignen sich Pellkartoffeln, in Butter geschwenkte Salzkartoffeln, Reis oder Weißbrot.

Überbackener Chicorée

Zutaten für 4 Personen

4 dicke Chicoréestauden
$^1/_2$ TL Salz
1 Lorbeerblatt
1 l Wasser
1 EL Butter
je 1 Prise Pfeffer und Liebstöckel
200 g Käse in Scheiben
200 g dünne Scheiben Schinkenspeck

Zubereitung

1. Den Chicorée waschen, putzen und den Strunk keilförmig herausschneiden.
2. Das Salz und das Lorbeerblatt ins Wasser geben und zum Kochen bringen.
3. Chicorée einlegen und bei milder Hitze 15 Minuten garen, jedoch nicht zu weich kochen.

4. Den Backofen auf 200° vorheizen.
5. Den garen Chicorée aus dem Wasser heben und abtropfen lassen.
6. Eine Auflaufform mit Butter ausstreichen und die Chicoréestauden nebeneinander hineinlegen, mit Pfeffer und Liebstöckel bestreuen und mit Käsescheiben bedecken. Die Speckscheiben auf den Käse legen und das Gericht 10–15 Min. im Backofen überbacken bis der Käse geschmolzen und der Speck knusprig ist.

Zubereitung ca. 40 Minuten.
Besonders passende Beilagen sind Reis, Kartoffelpüree mit gehackter Petersilie oder Weißbrot.

Gedünsteter Stangensellerie

Zutaten für 4 Personen

2 Stauden Stangensellerie
2 EL Butter
1/2 TL Salz
1/2 Tasse Wasser
1 Prise Salz
4 EL Sahne
1 Eigelb

Zubereitung

1. Vom Stangensellerie die Wurzelenden und das Blattgrün abschneiden, die Stangen waschen, abtropfen lassen und in 5 cm lange Stücke schneiden.
2. Das Blattgrün klein hacken und aufbewahren.
3. Die Butter in einem Topf zerlassen, das Gemüse und das Salz hinzufügen und andünsten.
4. Das Wasser zum Kochen bringen, über die Selleriestücke gießen und bei milder Hitze 20 Minuten dünsten.
5. Sahne, Pfeffer und Eigelb verrühren, den Sellerie vom Herd nehmen und das Sahne-Eigelbgemisch unterheben. Die Sellerieblättchen zum Schluss dazugeben.

Zubereitungszeit ca. 30 Minuten.
Gedünsteter Stangensellerie passt gut zu Salzkartoffeln, Steaks oder Rinderbraten.

Gefüllte Auberginen

Nach der 6. Woche

Zutaten für 4 Personen

500 g Auberginen
1 Bund Bärlauch
TL Liebstöckel
1 EL Öl
200 g gemischtes Hackfleisch
1 Ei
2 EL Semmelbrösel
1 Msp. Thymian
2 Msp. Pfeffer
1/2 TL Salz
4 EL ger. Parmesankäse
gehackte Petersilie
Für die Sauce:
1 EL Öl
1/2 Bund Bärlauch
etwas Liebstöckel
4 EL Tomatenmark
1/2 l Fleischbrühe

Zubereitung

1. Die Auberginen waschen, den Stielansatz abschneiden, das Gemüse längs halbieren und das Fruchtfleisch mit einem scharfen Löffel herauslösen.
2. Das Fruchtfleisch und den Bärlauch klein schneiden.
3. Das Öl in einem Topf erhitzen, die Auberginenwürfel und den Bärlauch hinzugeben und unter ständigem Rühren 3 Minuten anbraten. Das Gemisch danach in eine Schüssel geben.
4. Das Hackfleisch mit Ei, Salz, Thymian, Pfeffer und den Semmelbröseln mischen, zum Gemüse geben und alles gut vermischen.
5. Diese Mischung in die Auberginenhälften füllen und mit Käse überstreuen.
6. Öl in einer großen Pfanne erhitzen, den Bärlauch andünsten, mit der Fleischbrühe abgießen, Tomatenmark hinzufügen und mit Liebstöckel abschmecken.
7. Die gefüllten Auberginen hineinsetzen und zugedeckt bei milder Hitze 30 Minuten weich dünsten.
8. Die gehackte Petersilie darüber streuen.

Zubereitungszeit ca. 45 Minuten. Geeignete Beilagen sind Reis, Risotto oder Kartoffelpüree.

Gemüseragout im Reisrand

Zutaten für 4 Personen

250 g Naturreis-Getreidemischung
1 kleiner Blumenkohl
3 Möhren
1 Bund grüner Spargel
200 g Flusskrebse
2 EL Butter
1/8 l Gemüsebrühe
1 Briefchen Safran
1 Becher Sahne
1 EL Speisestärke
Weißer Pfeffer, Salz
ger. Muskatnuss
etwas Butter für die Form

Zubereitung

1. Die Reismischung in 500 ml Salzwasser garen, bis das Wasser ganz aufgenommen ist.
2. Das Gemüse waschen, putzen, in mundgerechte Stücke klein schneiden und in Salzwasser 15 Minuten garen.
3. 50 ml Brühe mit Sahne und Safran mischen und aufkochen lassen. Die restliche Brühe mit Speisestärke verrühren und die Sauce damit binden.
4. Die Sauce mit Salz, Pfeffer und Muskatnuss würzen, das Gemüse hinzufügen und die Krebse unterheben.
5. Reisrand einfetten, den Reis einfüllen, festdrücken und auf eine platte stürzen. In der Mitte das Gemüse anrichten.

Zubereitungszeit ca. 45 Minuten. Das Gemüse kann beliebig ausgetauscht werden.
Nach der 6. Woche kann man Tomaten zur Mischung dazugeben und nach der 12.–14. Woche können auch Zwiebeln und Porree verwendet werden.

Fenchel in Butter

Zutaten für 4 Personen

750 g Fenchelknollen
1/2 l Wasser
2 EL alkoholfreien Weißwein
1 TL Salz
1 Msp. ger. Muskatnuss oder Pfeffer
1/2 Bund Petersilie
2 EL Butter

Zubereitung

1. Die Fenchelknollen waschen, putzen, die harten Rippen abschneiden, die Knolle längs halbieren und das Fenchelgrün fein schneiden.
2. Das Wasser mit dem Wein, Salz und der Muskatnuss zum Kochen bringen. Die Fenchelknollen einlegen und zugedeckt bei milder Hitze 30 Minuten weich kochen.
3. Die Petersilie fein hacken.
4. Den gegarten Fenchel aus dem Kochsud heben, abtropfen lassen und in einer Schüssel anrichten.
5. Die Butter zerlassen und über die Fenchelhälften gießen. Mit Petersilie und dem Fenchelgrün bestreuen.

Zubereitungszeit ca. 40 Minuten. Fenchel in Butter passt gut zu gebratenem oder gegrilltem Fleisch und Geflügel. Dazu reicht man auch Salzkartoffeln.

Überbackener Fenchel

Nach der 6. Woche

Zutaten für 4 Personen

750 g Fenchelknollen
2 Scheiben Toastbrot
1 Msp. Liebstöckel
1 EL Butter
$^1/_2$ TL Salz
1 Prise Pfeffer
$^1/_8$ l + 1–2 EL alkoholfreier Weißwein
$^1/_8$ l Fleischbrühe
1 EL Mehl
3 EL Wasser
2 EL saure Sahne
50 g geriebener Parmesankäse
2 Tomaten
250 g gekochter Schinken
2 EL Semmelbrösel
1 EL Butter
Fenchelgrün

Zubereitung

1. Die Fenchelknollen waschen, putzen; harte Rippen, das Wurzelende und das Fenchelgrün abschneiden und vierteln.
2. Die Butter in einem Topf zerlassen, die Fenchelviertel zugeben, mit Salz. Pfeffer und Liebstöckel bestreuen, die Fleischbrühe aufgießen und zugedeckt bei milder Hitze 15 Minuten garen.

3. Die gegarten Fenchel mit eine Schaumkelle aus dem Kochsud herausheben und abtropfen lassen.
4. Das Weißbrot in kleine Würfel schneiden und in eine Auflaufform geben, die gegarten Fenchel darauf anrichten.
5. Mehl mit Wasser und der Sahne verrühren, die Fenchelbrühe damit binden und aufkochen lassen. Den Käse untermischen und mit Wein abschmecken.
6. Den Backofen auf 210° vorheizen
7. Die Tomaten häuten, halbieren und auf den Fenchel setzen.
8. Den Schinken würfeln und auf das Gemüse streuen.
9. Die Käsesauce darüber gießen, die Butter in Flöckchen darauf verteilen und Paniermehl darüber streuen.
10. Das Gericht auf der mittleren Schiene im Backofen goldbraun backen.
11. Das Fenchelgrün fein hacken und über den fertigen Fenchel streuen.

Zubereitung ca. 60 Minuten.
Als Beilagen reicht man Weißbrot oder Salzkartoffeln.

Kohlrabi in Soße mit Hackbällchen

Nach der 4. Woche

Zutaten für 4 Personen

1 kg Kohlrabi
250 ml Wasser
1 TL Salz
Für die Sauce
3 EL Butter
3 EL Mehl
500 ml Milch
250 ml Gemüsebrühe
4 EL Sahne
Für die Hackbällchen
1 getrocknetes Brötchen
Wasser zum Einweichen
400 g gemischtes Hackfleisch
1 Ei
Salz und Pfeffer

Zubereitung

1. Den Kohlrabi waschen, schälen und in Stifte oder feine Scheiben schneiden.
2. Wasser zum Kochen bringen, Salz und Kohlrabi hinein geben und 15 Minuten garen lassen.

3. Das Brötchen in Wasser einweichen.
4. Das Hackfleisch mit Ei, Salz und Pfeffer vermengen, das eingeweichte Brötchen ausdrücken, mit dem Hackfleisch vermengen und kleine Bällchen formen.
5. Das gegarte Gemüse aus der Brühe heben und die Brühe auffangen.
6. Die Butter in einem Topf erhitzen, das Mehl zugeben, unter Rühren die Milch und die Gemüsebrühe zugießen und zum Kochen bringen.
7. Die Sahne einrühren und die Kohlrabi-Stücke in die Soße geben, die Bällchen auflegen, den Topf zudecken und vorsichtig, bei milder Hitze garziehen lassen.

Zubereitung ca. 30 Minuten.
Als Beilage schmecken gekochte Kartoffeln.

Kohlrabi in Käsesauce

Zutaten für 4 Personen

1 kg Kohlrabi
250 ml Wasser, Salz
Für die Sauce
500 ml Milch
3 EL Butter
3 EL Speisestärke
4 EL Wasser
200 g Sahneschmelzkäse
250 ml Gemüsebrühe
50 ml Sahne
1 Bund gehackte Petersilie

Zubereitung

1. Den Kohlrabi waschen, schälen und in Stifte schneiden.
2. Das Wasser zum Kochen bringen, Salz und den Kohlrabi zugeben und 15 Minuten garen lassen.
3. Das gegarte Gemüse durch ein Sieb gießen und dabei die Gemüsebrühe auffangen. Milch, Butter und Käse hinzufügen und köcheln lassen, bis der Käse geschmolzen ist.
4. Die Speisestärke mit Wasser anrühren und die Sauce damit binden.
5. Kohlrabi und Sahne in die Sauce geben, abschmecken und Petersilie unterrühren.

Zubereitungszeit ca. 30 Minuten.
Als Beilage schmecken Salzkartoffeln, kurz gebratenes Fleisch oder Geflügel.

Blumenkohl in Käsesauce

1 Kopf Blumenkohl waschen, putzen und in mundgerechte Röschen teilen.
Das Rezept wie unter „Kohlrabi in Käsesauce“ beschrieben weiter zubereiten und anstelle der Petersilie, mit einer guten Prise geriebener Muskatnuss abschmecken.
Natürlich kann auch hier je nach Geschmack das Gemüse ausgetauscht werden bzw. kann man auch mehrere Gemüsesorten mischen.

Mangold auf Toast

Zutaten für 4 Personen

500 g junger Mangold
1/4 l Wasser
2 Msp. Salz
8 Scheiben Toastbrot
2 EL Butter
4 Eier
2 EL Milch
1 Msp. Salz
1 EL Butter
200 g geriebener Emmentaler oder Raclettekäse

Zubereitung

1. Den Mangold von den Rippen streifen und waschen.
2. Wasser kochen, Salz und Gemüse einlegen und bei milder Hitze 5–10 Minuten weich kochen, dann auf einem Küchenkrepp abtropfen lassen und in feine Streifen schneiden.
3. Die Weißbrotscheiben goldgelb toasten, dünn mit Butter bestreichen und mit den Mangoldstreifen belegen.
4. Den Backofen auf 220° vorheizen.
5. Die Eier mit der Milch und Salz verrühren. Die Butter in einer Pfanne zerlassen, die Eiermasse zugießen und stocken lassen.
6. Auf dem Mangold verteilen und den Käse darüber streuen.
7. Die Brotscheiben auf den Backrost legen und auf der oberen Schiebeleiste 8–10 Minuten überbacken, bis der Käse goldgelb ist. Während des Backens ein Backblech oder eine Alufolie unter den Bratrost schieben.

Zubereitung ca. 30 Minuten.
Mein Tipp: Die Mangoldstiele nicht wegwerfen sondern wie Kohlrabi mit Käsesauce am nächsten Tag zubereiten.

Gedünstete Möhren

Zutaten für 4 Personen

1 kg Möhren
1 EL Butter
je 1/2 TL Zucker und Salz
1/2-1 Tasse Wasser
1/2 Bund Petersilie

Zubereitung

1. Die Möhren waschen, den Blattansatz und die Wurzelspitzen abschneiden, die Möhren schälen und in Stifte, Würfel oder Scheiben schneiden.
2. Die Butter im Topf zerlassen, die Möhren zufügen und unter ständigem Rühren bei mittlerer Hitze andünsten, bis sie glänzen.
3. Zucker, Salz und Wasser dazugießen und bei milder Hitze 20–45 Minuten weich dünsten. Ab und zu, wenn nötig, etwas Wasser nachgießen. Zuletzt sollte nur wenig Wasser im Topf sein.
4. Mit gehackter Petersilie bestreuen.

Zubereitungszeit ca. 45 Minuten. Gedünstete Möhren Passen gut zu Kalbsbraten, Frikadellen oder Hackbraten und Kartoffelpüree oder Salzkartoffeln.

Gebundenes Möhrengemüse

Die Möhren wie im Rezept „Gedünstete Möhren“ beschrieben zubereiten. 1 TL Mehl mit 2 EL Sahne anrühren, das Gemüse damit binden und noch einmal aufkochen lassen. Mit Petersilie bestreuen.

Möhren auf römische Art

Zutaten für 4 Personen

750 g Möhren
1 EL Butter
1 TL Salz
1/8 l Wasser
1/8 l Sahne
1/8 l saure Sahne
1 Eigelb
je eine Messerspitze Pfeffer und Fenchelsamenpulver
1/2 TL Zucker
1/2 Bund Petersilie

Zubereitung

1. Die Möhren waschen, den Blattansatz und die Wurzelspitzen abschneiden, schälen und in 1 cm dicke Scheiben schneiden.
2. Die Butter in einem Topf zerlassen, die Möhren darin andünsten. Wasser und Salz hinzu geben und bei milder Hitze 30 Minuten weich dünsten, wenn nötig ab und zu etwas Wasser nachgießen.
3. Inzwischen die süße und die saure Sahne mit dem Eigelb mischen und bei sehr milder Hitze umrühren, bis die Sauce sämig ist.
4. Die Möhren mit Zucker, Salz und dem Fenchel abschmecken.
5. Die gehackte Petersilie in die Sauce geben, über die Möhren gießen und mischen.

Zubereitung ca. 40 Minuten.
Passt gut zu kurz gebratenem Fleisch und Salzkartoffeln.

Möhrenpüree

Zutaten für 4 Personen

400 g Möhren
100 g Reis
je 1/2 TL Salz und Zucker
150 g Butter
300 ml Wasser
100 ml Sahne
je 1 Prise Salz und Pfeffer

Zubereitung

1. Die Möhren waschen, den Blattansatz und die Wurzelenden abschneiden, schälen und in dünne Scheiben schneiden.
2. Möhren mit Reis, Salz, Zucker und 50 g Butter in einen Topf geben und mit Wasser auffüllen.

3. Zugedeckt bei milder Hitze ca. 20 Minuten garen und am Ende das Wasser unter starker Hitze reduzieren.
4. Das Gemisch mit einem Püreestab zerkleinern, die restliche Butter und Sahne zugeben, mit Pfeffer abschmecken und warm stellen.

Zubereitungszeit ca. 30 Minuten. Dazu schmecken Steaks und kurz gebratenes Fleisch und Geflügel.

Saftige Möhrentarte mit Fleischklößchen

Nach der 6. Woche

Zutaten für 4 Personen

Für den Teig:
200 g Mehl
1/2 TL Salz
1 Ei
1–2 EL Wasser
80 g Schweineschmalz
Für die Füllung:
100 g Frühstücksspeck in dünnen Scheiben
500 g Möhren
je 1 Prise Liebstöckel, Kurkuma, Fenchelsamenpulver
Für die Fleischklößchen:
400 g Mett
2 trockene Scheiben Weißbrot, Wasser
1 Ei
Salz und Pfeffer
2 EL Butter
Für die Sauce:
500 ml pürierte Tomaten
1 TL Butter
Salz, Pfeffer
2 EL Sahne

Zubereitung

1. Das Mehl in eine Schüssel geben. Salz, Ei und Wasser zufügen und das Schmalz in Flöckchen darauf setzen. Alles rasch zu einem Knetteig verarbeiten und in Alufolie verpackt 1 Stunde kühl stellen.
2. Die Möhren waschen, den Blattansatz und die Wurzelenden abschneiden und in dünne Scheiben schneiden.
3. Die Butter in einer Pfanne zerlassen, die Speckscheiben kurz braten und wieder herausnehmen.
4. Die Möhrenscheiben im Speckfett zugedeckt bei milder Hitze 10–12 Minuten dünsten, wenn nötig etwas Wasser zufügen.

5. Das Mett mit den Zutaten vermengen. Brot im Wasser aufweichen, ausdrücken und zum Mett geben. Kleine Klößchen formen und in der Butter rundherum braten.
6. Den Backofen auf 200° vorheizen.
7. Den Teig dünn ausrollen und den Boden und Rand der Form damit auslegen. Mit einer Gabel öfter einstechen und mit kalter Milch bepinseln.
8. Den Teig 10–12 Minuten backen lassen.
9. Inzwischen das Tomatenpüree mit den Zutaten mischen und kurz erhitzen.
10. Den Teig aus dem Backofen nehmen, das Gemüse und die Klößchen verteilen, mit der Tomatensauce übergießen und mit Speckstreifen belegen.
11. Die Tarte in etwa 30 Minuten auf der mittleren Schiene fertig backen.

Zubereitungszeit ca. 60 Minuten. Auch hier kann man die Möhren je nach Geschmack gegen andere Gemüsesorten tauschen oder mehrere Gemüse mischen.

Spargel mit Butter

Zutaten für 4 Personen

2 kg frischer Spargel
1 1/2 l Wasser
je 1/2 TL Salz und Zucker
1 EL alkoholfreier Weißwein
1/2 Bund Petersilie
2 EL Butter

Zubereitung

1. Den Spargel schälen und die Enden abschneiden. Achten Sie darauf, dass Sie alle holzigen Teile entfernen.
2. Die Stangen zu 4 Bündeln zusammen binden oder in einem Spargeltopf garen.
3. Wasser in einem großen, flachen Topf zum Kochen bringen. Salz, Zucker und den Wein zufügen.
4. Die Spargelbündel einlegen und bei mittlerer Hitze in 20–30 Minuten weich kochen.
5. Die Petersilie putzen und fein hacken. Die Butter schmelzen.

6. Den garen Spargel aus dem Sud nehmen, abtropfen lassen und auf dem vorgewärmten Teller anrichten. Die Fäden lösen, den Spargel mit Butter begießen und mit Petersilie bestreuen.

Zubereitungszeit ca. 40 Minuten. Geeignete Beilagen sind roher und gekochter Schinken, dazu passen auch Kartoffeln.

Spargel nach badischer Art

Den Spargel wie oben beschrieben garen und auf einer Platte warm stellen.
Aus dem Spargelsud eine Käsesauce bereiten.
Aus 150 g Mehl, 2 Eiern, 1/4 ml Mineralwasser und 1 Messerspitze Salz einen Pfannenkuchenteig bereiten und dann mit 2–3 EL Bratfett nach einander in einer Pfanne dünne Pfannkuchen backen.
Den angerichteten Spargel damit belegen, Käsesauce darüber geben, mit Petersilie bestreuen und mit Schwarzwälderschinken servieren.

Spargel nach polnischer Art

Den Spargel wie beschrieben zubereiten und auf einer vorgewärmten Platte anrichten.
Aus vier hart gekochten Eiern die Eigelbe herauslösen, klein hacken und mit klein gehackten Kräutern mischen und über den Spargel streuen.
100 g Butter zerlassen, mit 1 EL Semmelbrösel mischen und über den Spargel gießen.

Spargel in heller Sauce

Den Spargel wie beschrieben zubereiten, in 3 cm lange Stücke schneiden und warm stellen.
1 EL Butter zerlassen, 2 EL Mehl einstreuen und rühren bis eine glatte Masse entstanden ist. 1/4 l Kochsud nach und nach zugießen und die Sauce bei milder Hitze 10 Minuten köcheln lassen.
50 ml Sahne mit einem Ei verrühren. Die Sauce vom Herd nehmen und das Sahnegemisch unterziehen. Die Sauce nicht mehr kochen lassen!
Die Spargelstücke in die Sauce einlegen, 2 Minuten ziehen lassen und mit gehackter Petersilie bestreuen.
Dieses Spargel-Variation passt gut zu Schweinebraten, Rinderbraten und Petersilienkartoffeln.

Spinatroulade

Nach der 6. Woche

Zutaten für 4 Personen

3 EL Butter
250 g TK Blattspinat
4 EL Mehl
200 ml Milch
4 Eier, getrennt
1 EL frischer Estragon
1/2 TL ger. Muskatnuss
Salz und Pfeffer
Für die Füllung:
380 g geräuchertes Kabeljaufilet
120 g Ricotta
4 EL ger. Parmesan
1/2 Bund Bärlauch
2 EL gehackte Petersilie
50 g getrocknete Tomaten
Salz und Pfeffer

Zubereitung

1. Eine mittlere Backform einfetten und mit Backpapier ausschlagen.
2. Das Wasser aus dem Spinat gut ausdrücken und diesen fein hacken.
3. Butter in einem Topf zerlassen, das Mehl einrühren und anschwitzen.
4. Nach und nach mit der Milch glatt rühren, langsam aufkochen lassen und vom Herd nehmen.
5. Spinat, Eigelb, Estragon, Muskat, Salz und Pfeffer einrühren.
6. Das Eiweiß steif schlagen und vorsichtig unter die Spinatmasse geben.
7. Die Mischung in die Backform gießen und glatt streichen. Den Backofen auf 200° vorheizen und den Teig 15 Minuten backen. Danach sofort auf ein sauberes Küchentuch stürzen, das Backpapier abziehen und den Teig einrollen.
8. Den Kabeljau mit kochendem Wasser bedecken und 10 Minuten ziehen lassen. Aus dem Wasser heben, die Gräten entfernen und zerkleinern.
9. Ricotta, Parmesan, den klein gehackten Bärlauch, Petersilie und Tomatenwürfel, Salz und Pfeffer mischen und den Fisch unterheben.
10. Die Roulade entrollen und mit der Füllung bestreichen. Die Roulade wieder einrollen und mit der Naht nach unten weitere 20 Minuten backen. Sofort servieren!

Zubereitungszeit ca. 60 Minuten.

Spinatsoufflé

Zutaten für 6 Personen

1 l Wasser
1 TL Salz
1 1/2 kg frischer Spinat
1 TL Liebstöckel
1/2 Bund Dill
1 EL ÖL
1 TL Kräuteressig
1/8 l Milch
3 EL Butter
4 EL Mehl
je 1 Prise ger. Muskatnuss und Pfeffer
6 Eigelbe
3 EL ger. Parmesan
1/2 TL Salz
1 Msp. Pfeffer
7 Eiweiße
5 EL Wasser
1 TL Butter

Zubereitung

1. Das Wasser mit Salz zum Kochen bringen. Den Spinat verlesen, gründlich mit kaltem Wasser waschen, abtropfen lassen, ins kochende Wasser geben und 1 Minute sprudelnd kochen lassen. Diesen dann durch ein Sieb schütten, abtropfen lassen und in einem Mixer pürieren.
2. Öl in einem Topf erhitzen, Spinat, Dill, Liebstöckel und den Essig zufügen.
3. Die Milch erhitzen. Butter in einem anderen Topf zerlassen, Mehl einstreuen und rühren bis eine glatte Masse entstanden ist. Die Milch nach und nach zugießen und die Sauce einige Male aufkochen lassen. Mit Muskat und Pfeffer kräftig würzen.
4. Backofen auf 175° vorheizen.
5. Den Topf vom Herd nehmen und die Eigelbe nach und nach unterziehen. Den Topf wieder auf den Herd stellen und bei sehr milder Hitze den Käse darin schmelzen. Den Topf noch einmal vom Herd nehmen, das Spinatgemisch unterheben und mit Salz und Pfeffer abschmecken.
6. Das Eiweiß mit dem Wasser steif schlagen und sehr vorsichtig unter den Spinat heben.
7. Eine große Auflaufform mit Butter einfetten, die Soufflémasse einfüllen und auf der unteren Schiene 30–40 Minuten goldbraun backen.

Zubereitungszeit ca. 60 Minuten. Dazu schmeckt Sauce Hollandaise besonders gut.

Überbackener Blattspinat

Zutaten für 4 Personen

1 kg Spinat
1/2 TL Liebstöckel
2 Msp. Salz
je 1 Msp. ger. Muskatnuss und Pfeffer
4 Eier
100 g geriebener Edamer Käse
150 g roher Schinken

Zubereitung

1. Den Spinat verlesen, gründlich waschen und sehr gut abtropfen lassen.
2. Den Backofen auf 180° vorheizen.
3. Die Butter in einem Topf zerlassen, Spinat, Salz, Pfeffer und Muskat zufügen und alles bei milder Hitze 8 Minuten dünsten.
4. Die Eier mit dem Käse verquirlen.
5. Den gedünsteten Spinat in eine gefettete Auflaufform geben, das Ei-Käsegemisch darüber gießen und die Masse 10 Minuten backen lassen.
6. Den Schinken in Streifen schneiden und 3 Minuten vor Ende der Backzeit auf den Spinat geben.

Zubereitungszeit ca. 30 Minuten. Dazu reicht man getoastete Graubrotscheiben.

Gefüllte Zucchini

Zutaten für 4 Personen

2 große Zucchini, insgesamt ca. 750 g
500 g gemischtes Hackfleisch
1 trockenes Brötchen
1/2 TL Liebstöckel
je 2 Msp. Muskatnuss und Majoran
1/2 TL Salz
1 TL Senf
200 g Fetakäse
1 Bund gehackte Petersilie
2 EL Butter
1/2 l Fleischbrühe
1 Becher Schmand
Speisestärke

Zubereitung

1. Das Brötchen in lauwarmem Wasser einweichen und gut ausdrücken.
2. Das Hackfleisch mit dem Brötchen, Ei, Liebstöckel, Salz, Muskatnuss, Majoran und Senf mischen.
3. Den Fetakäse in kleine Würfel schneiden und unter die Fleischmasse heben.
4. Die Zucchini waschen, längs einen 1/3-Deckel abschneiden. Aus beiden Zucchiniteilen die Kerne und etwas Fruchtfleisch mit einem scharfen Löffel entfernen.
5. Die Zucchiniteile mit Salz bestreuen und den Fleischteig einfüllen. Den ausgehöhlten Deckel aufsetzen und mit Zahnstochern fixieren.
6. Die Butter in einem großen, flachen Topf zerlassen, die Zucchini darin einlegen, kurz andünsten und mit der Fleischbrühe angießen. Das Zucchinifleisch klein hacken, in die Brühe geben und bei mittlerer Hitze 20–30 Minuten zugedeckt garen lassen.
7. Die gegarten Zucchini aus dem Topf nehmen und warm stellen.
8. Die Gemüsebrühe mit einem Mixer klein pürieren und die Sahne zugeben. Etwas Speisestärke mit Wasser verrühren und die Sauce andicken. Evtl. mit Senf abschmecken und Petersilie einstreuen.
9. Die Zucchini in die Sauce geben und kurz ziehen lassen.

Zubereitungszeit ca. 45 Minuten. Als Beilagen eignen sich Kartoffelpüree, Salzkartoffeln oder Reis.

Überbackene Zucchini

Nach der 6. Woche

Zutaten für 4 Personen

750 g Zucchini
1 EL Butter
60 ml Wasser
4 EL Schmand
2 EL Tomatenketchup
2 Msp. Salz
2 EL geriebener Käse
1 TL Butter

Zubereitung

1. Die Zucchini waschen, die Enden abschneiden und das Gemüse in Scheiben schneiden.

2. Den Backofen auf 220° vorheizen
3. Die Butter in einer Auflaufform zerlassen, die Zucchini darin anbraten, Wasser zugießen und weitere 8 Minuten garen.
4. Die Sahne mit dem Ketchup mischen und unter die Zucchini rühren, mit Salz abschmecken, Käse darüber streuen und die Butterflöckchen darauf setzen.
5. Den Auflauf auf der mittleren Schiene etwa 7 Minuten überbacken, bis der Käse geschmolzen ist.

Zubereitungszeit ca. 30 Minuten. Überbackene Zucchini passen gut zu gebratenem Fleisch und Geflügel, gedünstetem Fisch oder Hackfleischgerichten und Kartoffelpüree, Salzkartoffeln oder Reis.

Die leckersten Aufläufe

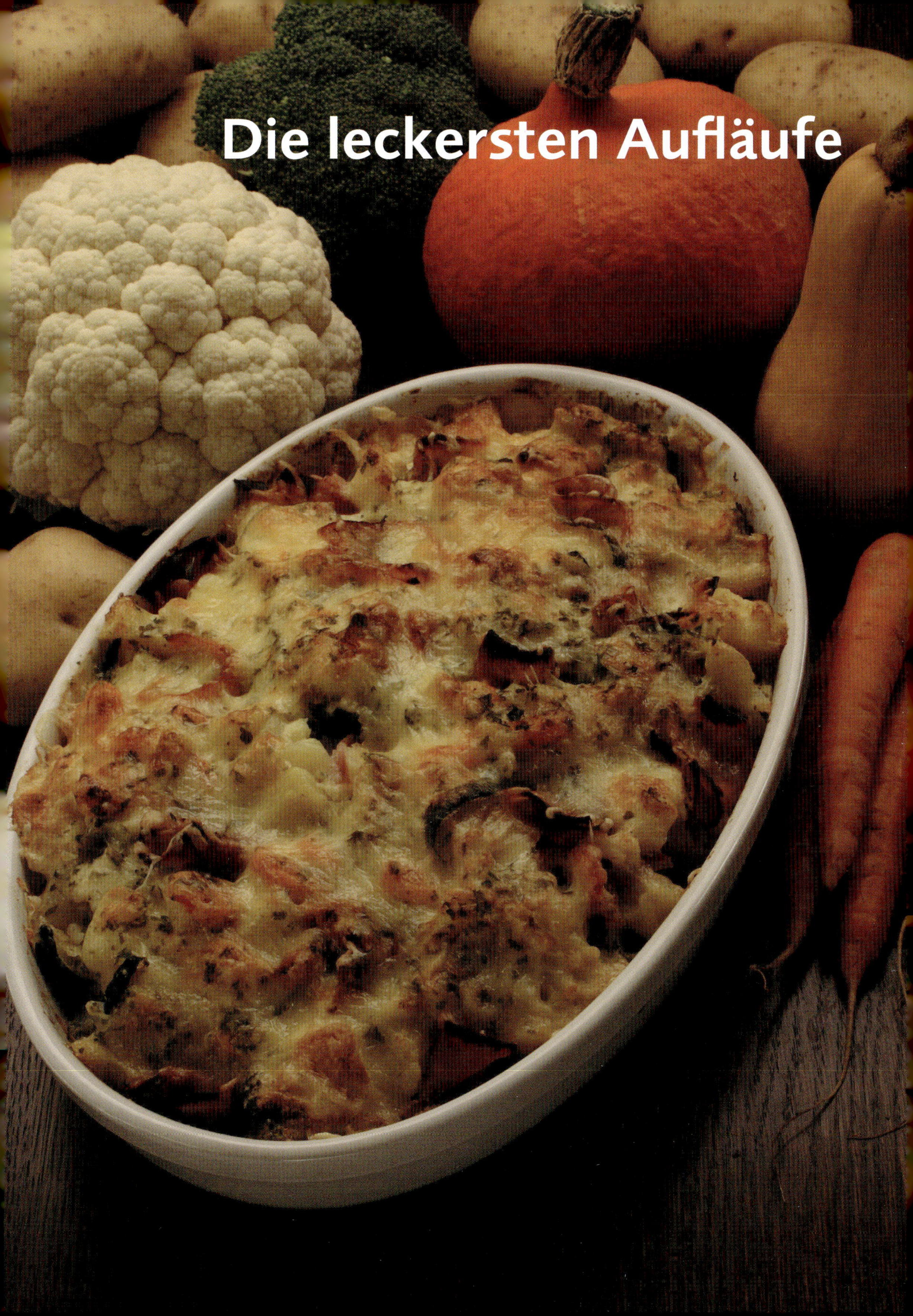

Armer Ritterauflauf

Zutaten für 4 Personen

1 Glas Pflaumen (ca. 720 ml)
1 EL Zucker
30 g Speisestärke
6 dicke Scheiben Weißbrot
3 Eier
325 ml Milch
Salz
1 Packung Vanillezucker
2 EL Mandelblättchen
100 g Schlagsahne
1 Packung Vanille-Soßenpulver, nicht kochen!
Zimt und Zucker

Zubereitung

1. Den Backofen auf 225° vorheizen.
2. Die Pflaumen abgießen, den Saft dabei auffangen und mit Zucker aufkochen. Stärke mit wenig Wasser anrühren, den Saft damit binden, die Pflaumen unterheben und abkühlen lassen.
3. Die Weißbrotscheiben auf einem Backblech im Backofen anrösten und herausnehmen.
4. 200 g Milch, Eier, Salz und Vanillezucker verrühren. Das Brot kurz in der Eiermilch wenden und mit den Pflaumen in einer Auflaufform schichten. Die restliche Eiermilch darüber gießen und mit Mandeln bestreuen.
5. Den Auflauf im Backofen auf der mittleren Schiene 20–25 Minuten backen.
6. Die Sahne, 125 ml Milch und das Soßenpulver ca. 3 Minuten aufschlagen.
7. Den fertigen Auflauf mit Zimt und Zucker bestreuen und mit der Vanillesoße heiß servieren.

Zubereitungszeit ca. 25 Minuten.

Auflauf mit Spinat

Zutaten für 4 Personen

600 g Kartoffeln
1 TL Salz
1 Bund Bärlauch
700 g Blattspinat
4 EL Olivenöl
Pfeffer, ger. Muskatnuss, Liebstöckel
4 große, eingelegte Artischockenböden
2 EL gehackte Petersilie
150 g Sahne
3 Eier
100 g Emmentaler

Zubereitung

1. Die Kartoffeln waschen, in Salzwasser 20 Minuten kochen, abgießen, mit kaltem Wasser abschrecken, pellen und in dünne Scheiben schneiden.
2. Den Bärlauch putzen und fein hacken. Die Artischockenböden abtropfen lassen und in feine Würfel schneiden.
3. Den Spinat verlesen, gründlich waschen und in einem großen Topf mit Olivenöl erhitzen. Den Bärlauch hinzufügen und mit Salz, Pfeffer, Muskatnuss und Liebstöckel würzen. Dann die Artischockenböden unter den Spinat mischen.
4. Den Backofen auf 175° vorheizen.
5. Die Hälfte der Kartoffeln in einer gefetteten Gratinform verteilen, würzen und mit Petersilie bestreuen. Die Spinatmischung darauf geben und mit den restlichen Kartoffeln bedecken.
6. Die Sahne, die Eier und den Käse gut verrühren, über den Auflauf gießen und auf der mittleren Schiene ca. 45 Minuten backen.

Zubereitungszeit ca. 65 Minuten.

Blumenkohlauflauf

Zutaten für 4 Personen

750 g Blumenkohl
1/2 l Wasser
TL Salz
5 EL und 2 TL Butter
50 ml Milch
3 EL Mehl
1/2 l Milch
je 1 Msp. Salz, Pfeffer und ger. Muskatnuss
50 ml Sahne
3 Eier
2 EL ger. Parmesankäse

Zubereitung

1. Den Blumenkohl putzen, waschen und in kleine Röschen teilen.
2. Das Wasser mit Salz zum Kochen bringen und die Röschen 5 Minuten sprudelnd darin kochen.
3. 2 EL Butter in einem Topf zerlassen, die Blumenkohlröschen darin kurz anbraten, die Milch zugießen, weitere 15 Minuten zugedeckt bei milder Hitze garen und dann mit einem Pürierstab zerkleinern.
4. Den Backofen auf 200° vorheizen.
5. Die restliche Butter zerlassen, das Mehl darüber streuen und rühren, bis eine glatte Masse entstanden ist. Die Milch zugießen und rühren, bis die Sauce dick ist. Mit Salz, Pfeffer und Muskat würzen und mit der Sahne verfeinern.
6. Die Sauce mit dem Blumenkohl mischen und die verquirlten Eier mit dem Parmesankäse unterrühren.
7. Die Auslaufform mit Butter ausstreichen, die Masse einfüllen und zugedeckt auf der mittleren Schiene im Backofen 30 Minuten backen. Heiß servieren.

Zubereitungszeit ca. 50 Minuten. Dazu schmecken Salzkartoffeln und ein grüner Salat besonders gut.

Chinakohl-Auflauf mit Hackfleisch

Zutaten für 4 Personen

400 g Kartoffeln
$^1/_2$ TL Salz
80 g Butter
250 g gemischtes Hackfleisch
Pfeffer, Liebstöckel, Muskatnuss
3/8 l Fleischbrühe
2 TL Soßenbinder
100 ml Sahne
1 kleiner Chinakohl
1 EL Paniermehl

Zubereitung

1. Die Kartoffeln waschen und in Salzwasser ca. 25 Minuten kochen.
2. Den Backofen auf 200° vorheizen.
3. 30 g Fett in einem Topf zerlassen, das Hackfleisch zufügen, krümelig anbraten und würzen. Die Brühe angießen und aufkochen, dann die Sahne unterrühren.
4. Den Chinakohl, waschen, in Streifen schneiden und in kochendem Salzwasser ca. 10 Minuten garen.
5. Die Kartoffeln pellen, in Scheiben schneiden und in eine gefettete Auflaufform geben. Die Hackfleischsauce und den Chinakohl darüber verteilen. Das Fett in Flöckchen darauf geben und mit Paniermehl bestreuen.
6. Im Backofen, auf mittlere Schiene 15 Minuten überbacken.

Zubereitungszeit ca. 45 Minuten.

Eier-Gemüse-Auflauf

Nach der 6. Woche

Zutaten für 4 Personen

250 g Blumenkohl
200 g Zucchini
200 g Brokkoli
250 g gekochte Kartoffeln
250 g Kirschtomaten
Pfeffer, Muskat
6 hart gekochte Eier
50 ml alkoholfreier Weißwein
100 ml Brühe
200 g ger. Butterkäse

Zubereitung

1. Blumenkohl und Brokkoli putzen, in kleine Röschen teilen und waschen. Die Zucchini waschen und in Scheiben schneiden.
2. Das Gemüse 5 Minuten in Salzwasser kochen, abgießen, abschrecken und abtropfen lassen.
3. Die Kartoffeln pellen und in Scheiben schneiden, die Tomaten waschen, mit Kartoffeln und Gemüse mischen. Mit Salz, Pfeffer und Muskat würzen.
4. Den Backofen auf 180° vorheizen.
5. Das Gemüse mit gepellten, halbierten Eiern in eine gefettete Auflaufform geben, mit Brühe und Wein beträufeln und mit Käse bestreuen.
6. Den Auflauf ca. 15 Minuten auf mittlerer Schiene backen.

Zubereitungszeit ca. 60 Minuten.

Gemüseauflauf mit gekochtem Schinken

Zutaten für 6 Personen

250 g Kartoffeln
250 g Blumenkohl
250 g Brokkoli
250 g Möhren
2 kleine Zucchini
1 1/2 l Wasser
1 TL Salz
gehackte Petersilie
Sauce Béchamel (siehe Rezept)
2 EL ger. Parmesankäse
250 g Emmentalerkäse
400 g gekochter Schinken

Zubereitung

1. Gemüse und Kartoffeln putzen, schälen, in Würfel/kleine Röschen teilen oder in Scheiben schneiden.
2. In kochendem Salzwasser bissfest garen, abschütten und warm stellen.
3. Den Schinken in Würfel schneiden und unter das Gemüse mischen.
4. Den Backofen auf 180° vorheizen.
5. Sauce Béchamel nach Rezept zubereiten, den Parmesankäse und 100 g Emmentaler unterrühren.

6. Die Auflaufform mit Butter ausreiben, das Gemüse einfüllen, die Sauce unterheben und den restlichen Käse darüber streuen.
7. Im Backofen auf der mittleren Schiene 45 Minuten überbacken, bis der Käse geschmolzen und goldgelb ist.

Zubereitungszeit ca. 65 Minuten.

Hackfleischauflauf

Nach der 6. Woche

Zutaten für 4 Personen

250 g Auberginen
2 Zucchini
4 Tomaten
2 EL Olivenöl
Salz, Pfeffer, Thymian
2 EL Sojasauce
375 ml Milch
1 Packung Kartoffelpüree
2 Eier
500 g Rinderhack
Salz, Pfeffer
100 g ger. Emmentaler

Zubereitung

1. Das Gemüse waschen, putzen und in Scheiben scheiden.
2. Den Backofen auf 200° vorheizen.
3. Die Milch in einem Topf aufkochen, das Püreepulver einrühren, mit Salz und Pfeffer würzen und 1 Ei darunter schlagen.
4. Das Hackfleisch, ein Ei, Salz und Pfeffer vermengen.
5. Diese Mischung mit Kartoffelpüree, Gemüse und den Tomaten in eine gefettete Auflaufform schichten. Mit Käse bestreuen und ca. 40 Minuten auf mittlerer Schiene backen.

Zubereitungszeit ca. 60 Minuten.

Kürbis-Kartoffel-Gratin

Zutaten für 4 Personen
600 g gekochte, geschälte Kartoffeln
600 g Kürbisfleisch
Salz
2 Mett-Enden
3 EL Mehl
3 EL Butter
400 ml Milch
100 ml Sahne
150 g Gorgonzola
Pfeffer, Muskat
200 g Mozzarella
gehackte Petersilie

Zubereitung

1. Die Kartoffeln und den Kürbis in feine Scheiben schneiden.
2. Den Kürbis in Salzwasser kurz blanchieren.
3. Die Mett-Enden in Scheiben schneiden.
4. Alles in eine gefettete Auflaufform schichten.
5. Den Backofen auf 200° vorheizen.
6. Das Mehl in erhitzter Butter anschwitzen, mit Milch und Sahne ablöschen und den Gorgonzola unterziehen.
7. Diese Sauce mit Salz, Pfeffer und Muskat abschmecken und über das Gemüse geben.
8. Den Mozzarella in Scheiben schneiden und auf dem Gratin verteilen.
9. Im Backofen 30 Minuten backen und anschließend mit gehackter Petersilie garnieren.

Zubereitung 30 Minuten.

Makkaroni-Gratin

Zutaten für 4 Personen
250 g Makkaroni
Salz
150 g Zucchini
250 g Möhren
1 Aubergine
75 g Schinkenwürfel
1 EL Öl
Pfeffer, Liebstöckel
1 TL Butter
3 EL Paniermehl
1/2 Bund Basilikum
1/2 Bund Petersilie
300 ml Milch
1 Becher Sahne
8 Eier

Zubereitung

1. Die Makkaroni in reichlich kochendes Salzwasser geben, 10 Minuten garen und danach abtropfen lassen.
2. Inzwischen die Zucchini und die Möhren putzen, waschen und grob hobeln. Die Aubergine ebenfalls putzen, waschen und in kleine Würfel schneiden.
3. Öl erhitzen und den Schinken darin knusprig anbraten und herausnehmen.
4. Das Gemüse im heißen Speckfett kurz andünsten. Ca. 3/4 vom Speck wieder zufügen und mit Salz, Pfeffer und Muskat würzen.
5. Den Backofen auf 200° vorheizen.
6. Eine Springform fetten und mit Paniermehl einstäuben.
7. Basilikum und Petersilie putzen und fein hacken.
8. Milch, Sahne, Eier und Kräuter verrühren, mit Salz und Pfeffer würzen.
9. Die Makkaroni als Boden und Rand in die Form legen. Die Gemüsemischung in die Mitte geben und die Eiermilch gleichmäßig darüber gießen.
10. Im Backofen auf mittlerer Schiene gut 60 Minuten backen, anschließend 5 Minuten ruhen lassen.
11. Den Auflauf rundherum vom Formrand lösen und diesen abnehmen. Den Gratin mit dem restlichem Speck bestreuen und servieren.

Zubereitungszeit 90 Minuten.

Schwarzwurzelgratin

Zutaten für 4 Personen

1 kg Schwarzwurzeln
3 EL Essig
Salz
30 g Butter
250 ml alkoholfreier Weißwein
Pfeffer, ger. Muskatnuss
3 EL Sahne
1 Eigelb
100 g geriebener Emmentaler
8 Scheiben geräucherter Schinken

Zubereitung

1. Die Schwarzwurzeln unter fließendem Wasser gründlich abbürsten, mit Handschuhen schälen und sofort in Essigwasser legen.

2. In kochendem Salzwasser zugedeckt ca. 15 Minuten garen.
3. Den Ofen auf 200° vorheizen.
4. Die Butter erhitzen, das Mehl darin anschwitzen, mit Wein ablöschen und unter Rühren aufkochen sowie mit Salz, Pfeffer und Muskat würzen.
5. Das Eigelb mit der Sahne verrühren und mit dem Käse zur Sauce geben.
6. Die abgetropften Schwarzwurzeln in 4 Portionen teilen und je eine Portion in 2 Scheiben Schinken einwickeln und feststecken.
7. Diese Pakete in eine eingefettete Gratinform legen, mit Sauce begießen und im Ofen ca. 12 Minuten backen.

Zubereitungszeit 60 Minuten.
Dazu schmecken grüne Bandnudeln und grüne Salate besonders gut.

Spaghetti-Shrimps-Auflauf

Nach der 6. Woche

Zutaten für 4 Personen

100 g Kokosflocken
1/2 l Milch
400 g Spaghetti
400 g Shrimps
Salz, Pfeffer
1/8 l alkoholfreier Weißwein
1/2 Bund gehackter Bärlauch
2 EL Butter
4 Tomaten
1/2 Bund glatte Petersilie
1 EL Butter
50 g geriebener Parmesankäse

Zubereitung

1. Die Kokosflocken mit 1/4 l heißer Milch übergießen und quellen lassen.
2. Die Spaghetti in Salzwasser bissfest kochen, abgießen und grob hacken.
3. Die Shrimps mit Salz, Pfeffer, Wein und Bärlauch marinieren, die Tomaten entkernen und würfeln.
4. Butter in einem Topf schmelzen und darin die Tomaten mit der Petersilie andünsten. Die Shrimps samt Marinade zugeben und alles in einem offenen Topf dünsten.

5. Die Kokosmasse ausdrücken und in die Shrimpsmischung rühren. Alles köcheln lassen, bis die Sauce sämig wird.
6. Den Backofen auf 200° vorheizen.
7. Eine feuerfeste Form mit Fett ausstreichen. Die Spaghetti mit der Shrimpsmischung einfüllen, mit Käse bestreuen und im vorgeheizten Backofen auf der mittleren Schiene ca. 20 Minuten backen.

Zubereitungszeit ca. 30 Minuten. Zum Spaghetti-Shrimps-Auflauf schmecken grüne Salate mit Obst.

Spargelgratin

Zutaten für 4 Personen

1 kg weißer Spargel
Salz
1 Bund gehackte Petersilie
100 g mittelalter Gouda
1 Becher Sahne
2 Eier
Pfeffer, Muskatnuss
1 TL Butter
400 g Lachsschinken

Zubereitung

1. Den Spargel, waschen, schälen und in 3 cm lange Stücke schneiden. In kochendem Salzwasser ca. 15 Minuten garen und abtropfen lassen.
2. Die Petersilie waschen und fein hacken.
3. Käse reiben und ihn mit Sahne, Eiern und der Petersilie verquirlen. Das alles mit Salz, Pfeffer und Muskatnuss abschmecken.
4. Den Backofen auf 200° vorheizen.
5. Eine feuerfeste, flache Form einfetten, den Spargel hineinlegen und die Käsesahnesauce dazufüllen.
6. Die Form mit Alufolie abdecken und 30 Minuten im Backofen backen. 10 Minuten vor Ende der Garzeit die Alufolie entfernen.

Zubereitungszeit ca. 60 Minuten. Dazu schmecken Lachsschinken und Pellkartoffeln.

Feines von der gelben Knolle

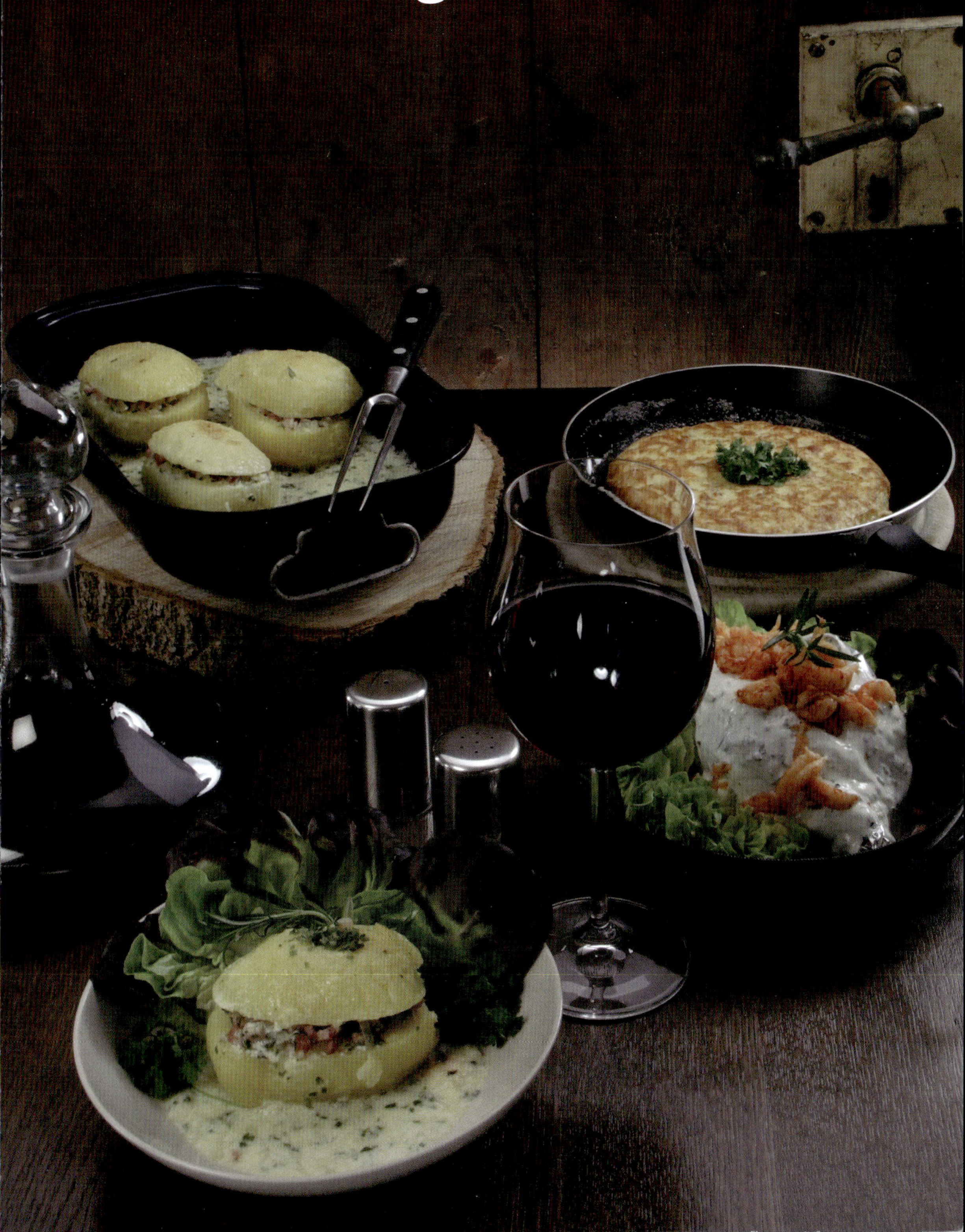

Béchamelkartoffeln

Zutaten für 4 Personen

750 g Kartoffeln
200 ml Wasser
1 TL Salz
50 g Schinkenwürfel
2 EL Butter
3 EL Mehl
1/2 l Fleischbrühe
1/2 l Milch
1/2 TL Salz
je 1 Prise Pfeffer, ger. Muskatnuss und Liebstöckel
1 Becher Schmand

Zubereitung

1. Die Kartoffeln waschen und in reichlich Salzwasser 15 Minuten garen.
2. Inzwischen die Butter in einem Topf zerlassen, die Schinkenwürfel anbraten, das Mehl darüber streuen und rühren, bis sich eine glatte Masse gebildet hat. Unter ständigem Rühren die Fleischbrühe und die Milch nach und nach zugießen und bei milder Hitze 10 Minuten kochen lassen. Mit Salz, Pfeffer, Muskatnuss und Liebstöckel abschmecken und mit dem Schmand verfeinern.
3. Die Sauce warm halten, aber nicht mehr kochen lassen.
4. Die gegarten Kartoffeln pellen, in nicht zu dünne Scheiben schneiden und mit der heißen Sauce mischen.

Zubereitungszeit ca. 30 Minuten. Dazu schmecken die Rote Beete-Apfel-Rohkost oder der Fenchelsalat besonders gut.

Bratkartoffeln aus gekochten Kartoffeln

Zutaten für 4 Personen

750 g Kartoffeln
150 ml Wasser
1 TL Salz
3 EL Bratfett
100 g Schinkenwürfel
1/2 TL Salz
2 Msp. Pfeffer oder gemahlener Kümmel

Zubereitung

1. Die Kartoffeln in der Schale waschen, zu Pellkartoffeln garen, abschrecken und in nicht zu dünne Scheiben schneiden.
2. Bratfett in einer Pfanne erhitzen, die Schinkenwürfel mit den Kartoffelscheiben zufügen, mit Salz, Pfeffer oder Kümmel würzen und unter häufigem Wenden von allen Seiten goldgelb braten.

Zubereitungszeit ca. 30 Minuten. Dazu schmecken Spinat, Spiegelei, Würstchen, gebratenes Fleisch oder Fisch und Salate.
Nach der 12.–14. Woche kann man 1 kleine Zwiebel mitbraten.

Variante Bauernfrühstück

Die Bratkartoffeln wie im Grundrezept beschrieben zubereiten. Die Schinkenwürfel gegen Mettwurstscheiben tauschen. Wenn die Kartoffeln fertig gebraten sind, 4 Eier mit Salz und Pfeffer verquirlen, über die Kartoffeln gießen und stocken lassen.

Bratkartoffeln aus rohen Kartoffeln

Zutaten für 4 Personen

750 g Kartoffeln
3 EL Bratfett
100 g Schinkenwürfel
$^1/_2$ TL Salz
1 Prise Pfeffer
3 Eier
Salz, Pfeffer

Zubereitung

1. Die Kartoffeln schälen, kurz abbrausen, und in dünne Scheiben oder Stifte schneiden und trocken tupfen.
2. Das Bratfett in einer Pfanne erhitzen, die Schinkenwürfel und die Kartoffeln zugeben, mit Salz und Pfeffer würzen und bei milder Hitze zugedeckt 10 Minuten braten.
3. Den Deckel entfernen, die Kartoffeln wenden und weitere 10 Minuten offen braten.
4. Die Eier mit Salz und Pfeffer verrühren und über die fertigen Kartoffeln gießen und stocken lassen.

Zubereitungszeit ca. 30 Minuten. Dazu schmecken grüne Salate oder die Apfel-Möhren-Rohkost.

Kartoffelpuffer

Zutaten für 4 Personen

1 1/2 kg Kartoffeln
2 Eier
2 EL Mehl
1 TL Salz, Liebstöckel
Bratfett

Zubereitung

1. Die Kartoffeln waschen, schälen und reiben.
2. Eier und Mehl zugeben, mit Salz und Liebstöckel würzen.
3. Das Bratfett in der Panne erhitzen. Um herauszufinden, ob das Fett heiß ist, können Sie die Kochlöffelprobe machen: Wenn sich kleine Blasen am Holzstiel bilden, während Sie den Löffel in die Pfanne halten, ist das Fett heiß genug.
4. Mit einem Schöpflöffel kleine Fladen ins Fett geben, diese anbraten und erst wenden, wenn die Unterseite goldbraun gebraten ist.
5. Die Kartoffelpuffer auf einer warmen Platte anrichten und warm halten, bis alle Puffer fertig sind.

Dazu schmeckt Apfelkompott, geschmorte Pflaumen und Räucherlachs auf Meerrettichsahne.

Mein Tipp: Die Kartoffeln zu Hälfte gröber reiben, das macht die Puffer knuspriger. Mischt man Petersilie in den Teig, schmecken die Puffer herzhafter. Am besten schmecken sie heiß aus der Pfanne.

Eine geschmackvolle Variante erhält man durch das dazumischen von Gemüse, je nach Geschmack.

Kartoffel-Hack-Puffer

Zutaten

1 kg Kartoffeln
1 Ei
etwas Mehl
Salz, Pfeffer, Liebstöckel
300 g Hackfleisch
Salz, Pfeffer, getr. Majoran, Muskat
Bratfett

Zubereitung

1. Die Kartoffeln, waschen, reiben und gut ausdrücken. Mit Salz, Pfeffer und Liebstöckel abschmecken, das Ei unterrühren und eventuell etwas Mehl beimengen, damit der Teig gebunden wird.

2. Das Hackfleisch mit Salz, Pfeffer, Majoran und Muskat mischen.
3. Das Bratfett in einer Pfanne erhitzen und mit einer Schöpfkelle nach und nach kleine flache Fladen aus den Kartoffeln backen.
4. Die Puffer dünn mit Hackmasse bestreichen und von der schmalen Seite aufrollen. Die Röllchen von allen Seiten rösten, bis das Hackfleisch gar ist und die Röllchen schön kross sind.
Dazu schmecken grüne Salate mit Joghurtsauce.

Kartoffel-Hack-Pfanne

Zutaten für 4 Personen
1 kg Kartoffeln
500 g gemischtes Hackfleisch
1 Ei
1 trockenes Brötchen
Salz, Pfeffer, Muskatnuss, Liebstöckel
1 TL Senf
Mehl zum Wenden
40 g Schweineschmalz
1/8 l heiße Fleischbrühe
Salz, Majoran
1/8 l Sahne
1 Bund geh. Petersilie

Zubereitung

1. Das Hackfleisch mit Ei, dem eingeweichten Brötchen, Salz, Pfeffer, Muskat und Liebstöckel mischen.
2. Diese Masse zu ca. 10 cm langen, würstchendicken Röllchen formen und in Mehl wenden.
3. Die Kartoffeln, schälen, trocken tupfen und in dünne Scheiben schneiden.
4. Das Schmalz in einer hohen Pfanne erhitzen und die Hackfleischröllchen nur kurz anbraten.
5. Nun die Kartoffeln darüber schichten, die Brühe angießen, mit Salz und Majoran bestreuen.
6. Den Deckel schließen und 30 Minuten schmoren lassen. Nach halber Garzeit die Sahne zugießen.
7. Zum Anrichten mit Petersilie bestreuen.

Zubereitungszeit ca. 40 Minuten. Dazu schmeckt ein gemischter Salat.

Kartoffelpüree

Zutaten für 4 Personen

1 kg mehlige Kartoffeln
Wasser
1 TL Salz
1/4 l Milch
1 EL Butter
2 Msp. Salz
1 Pr. Muskatnuss

Zubereitung

1. Die Kartoffeln schälen, kurz abbrausen, in Stücke schneiden, mit Wasser und Salz zum Kochen bringen und zugedeckt 25 Minuten garen.
2. Inzwischen die Milch erhitzen.
3. Wenn die Kartoffelstücke weich sind, das Wasser abgießen und die Kartoffeln mit einem Stampfer zerdrücken.
4. Die Butter mit der Milch unterrühren, mit Salz und Muskatnuss abschmecken und in einer vorgewärmten Schüssel anrichten.

Zubereitungszeit ca. 40 Minuten. Passt gut zu: Fleischgerichten mit Sauce, gebratenem Fisch, Spinat mit Rührei, Spiegeleiern und Rohkostsalaten.

Kartoffel in der Folie

Zutaten für 4 Personen

750 g große Kartoffeln
1 EL Öl
1/2 TL Salz
1 EL Butter
Alufolie

Zubereitung

1. Die Kartoffeln gründlich mit kaltem Wasser abbrausen und abtrocknen.
2. Den Backofen auf 220° vorheizen.
3. Die Kartoffel auf der Längsseite kreuzweise einschneiden.
4. Für jede Kartoffel ein genügend großes Stück Alufolie abschneiden, auf der glänzenden Seite mit Öl einpinseln und die Kartoffel mit der Kerbe nach unten auf die Folie legen. Die Alufolie um die Kartoffel schlagen und durch mehrmaliges Umknicken der Ränder, gut verschließen.

5. Die Kartoffeln auf ein Backblech setzen und ca. 60 Minuten im Backofen garen.
6. Um zu prüfen, ob die Kartoffel gar ist, leicht mit dem Finger eindrücken. Gibt sie nach, ist sie gar.
7. Die Folie längs einschneiden, die Kartoffeln auseinanderdrücken, mit Salz würzen.

Zubereitungszeit ca. 60 Minuten. Dazu schmeckt Kräuterquark (Kräutertopfen) mit Krabben oder Räucherlachs sowie Kräuterbutter mit Schinkenwürfeln.
Diese Kartoffeln sind eine leckere Beilage zu kurz gebratenem Fleisch, Geflügel und Fisch.

Kartoffel-Gratin

Zutaten für 4 Personen

1 kg Kartoffeln
2 EL Butterschmalz
1/8 l Sahne
1/8 l Milch
2 Eier
Salz, Pfeffer
100 g ger. Emmentaler

Zubereitung

1. Den Backofen auf 200° vorheizen.
2. Die Kartoffeln waschen, schälen, in dünne Scheiben schneiden und in eine gefettete Auflaufform schichten.
3. Die Sahne mit der Milch, den Eier sowie mit Salz und Pfeffer verquirlen und über die Kartoffel schütten.
4. Butterflöckchen drauf setzen und den Käse darüber streuen
5. Mit Alufolie abdecken.
6. Auf mittlerer Schiene 60 Minuten garen, nach der ersten Hälfte die Folie abnehmen und weiter backen, bis er goldgelb ist.

Zubereitungszeit ca. 60 Minuten. Der Kartoffel-Gratin schmeckt besonders gut zu gebratenem Fleisch und grünem Salat.

Schweizer Kartoffelgratin

2 Mettwürstchen in Scheiben scheiden. Den Gratin, wie oben beschrieben, vorbereiten. Die Mettwurstscheiben mit den Kartoffelscheiben in die Auflaufform schichten und den Rest nach Rezept zubereiten.
Achtung: Keine Butterflöckchen auf den Gratin setzen!

Kartoffeln mit Geräuchertem gefüllt

Zutaten für 4–6 Personen

8 große, längliche Kartoffeln
250 g Schinkenwürfel
1/2 Bund gehackte Petersilie
Salz, Pfeffer, Muskat
4 EL ger. Emmentaler
2 EL Butter
1 Becher Schmand
1/8 l Fleischbrühe

Zubereitung

1. Die Kartoffeln waschen und schälen. Von der Längsseite einen Deckel abschneiden, mit einem scharfkantigem Löffel aushöhlen und mit kochend heißem Wasser überbrühen.
2. 1 EL Butter in einer Pfanne erhitzen, die Kartoffelreste klein hacken und in der Butter gar dünsten. Die Schinkenwürfel und die Petersilie dazugeben, mit Salz, Pfeffer und Liebstöckel, würzen und in die Kartoffeln füllen. Diese dann mit Käse bestreuen und den Deckel wieder aufsetzen.
3. Butter in einem Topf erhitzen und die Kartoffeln darin anbraten.
4. Brühe und Schmand zugeben und alles zugedeckt, bei milder Hitze 25–30 Minuten garen.
5. Die Kartoffeln auf einem Warmen Teller anrichten und die Sauce kräftig abschmecken.

Zubereitungszeit ca. 30 Minuten. Als Beilage serviert man grüne Salate.

Kartoffel-Speck-Spieße

Zutaten für 4 Personen

12 mittelgroße, festkochende Kartoffeln
Salz
2 Zweige frischer Rosmarin
2 EL Olivenöl
Pfeffer
12 Scheiben Frühstücksspeck

Zubereitung

1. Die Kartoffeln gründlich waschen, in Salzwasser und mit 1 Zweig Rosmarin ca. 25 Minuten kochen. Danach abgießen, abschrecken und pellen.

2. Die Kartoffeln in Öl wenden, mit einer Speckscheibe umwickeln und je 3 Kartoffeln auf einen Spieß stecken.
3. Öl in einer Pfanne erhitzen, Rosmarinnadeln zugeben und die Kartoffeln rundherum braun braten.

Zubereitungszeit ca. 40 Minuten. Passt gut zu kurz gebratenem Fleisch und schmeckt besonders gut mit Kräuterquark (Kräutertopfen).

Rösti mit geräuchertem Lachstartar

Zutaten für 4 Personen
4 mittelgroße, mehlig kochende Kartoffeln
Salz, Pfeffer
Öl
Zutaten für das Lachstatar: siehe Rezept
100 ml Sauerrahm

Zubereitung

1. Das Lachstatar nach Rezept zubereiten und kalt stellen.
2. Die Kartoffeln, schälen, grob raspeln, auf einem Küchenkrepp abtropfen lassen, salzen und pfeffern.
3. Öl in einer Pfanne erhitzen.
4. Aus den Kartoffelraspeln 4 große Rösti formen, goldgelb backen und wiederum auf Küchenkrepp abtropfen lassen.
5. Das Lachstatar auf den Rösti anrichten und mit einem Klecks Sauerrahm garnieren.

Zubereitungszeit 60 Minuten. Mit grünem Salat servieren.

Nudeln, Reis & Co.

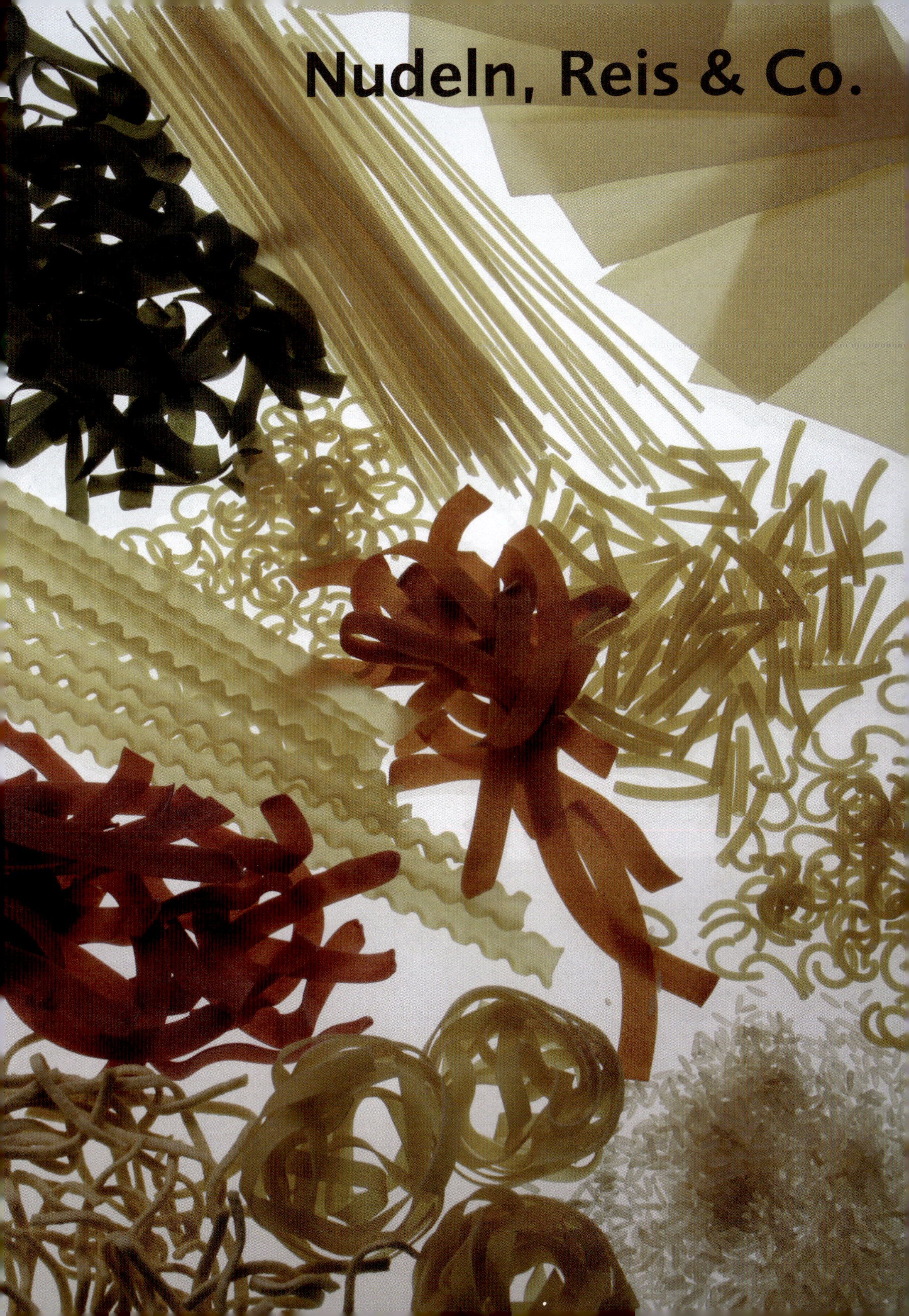

Garnelen mit Nudeln

Nach der 6. Woche

Zutaten für 4 Personen

500 g Kirschtomaten
1 Bund grüner Spargel
1 Stange Stangensellerie
400 g Bandnudeln
Salz
4 EL Butter
250 g ausgelöste Garnelen
Pfeffer
1 Bund gehacktes Basilikum

Zubereitung

1. Die Nudeln in reichlich Salzwasser 8 Minuten garen.
2. Den Spargel waschen, putzen und in 3 cm lange Stücke schneiden.
3. Den Sellerie waschen und in kleine Würfel schneiden
4. Die Kirschtomaten ebenfalls waschen und halbieren.
5. Butter in einer Pfanne erhitzen, Sellerie, Spargel und Garnelen 5 Minuten anbraten. Kirschtomaten hinzufügen, mit erhitzen und Basilikum untermischen.
6. Die Nudeln abgießen, kurz abschrecken, abtropfen lassen, unter die Tomatenmischung heben und würzig abschmecken.

Zubereitungszeit ca. 35 Minuten. Dazu reicht man einen gemischten Salat.

Kürbislasagne

Nach der 6. Woche

Zutaten für 4 Personen

800 g Hokkaidokürbis
10 getrocknete Tomaten
1 Stange Stangensellerie
1 Bund gehackter Bärlauch
2 EL Würzöl
300 ml Gemüsebrühe
Salz, Pfeffer
1 EL Butter
1 EL Mehl
250 ml Milch
Muskat
16 Lasagneplatten
100 g ger. Emmentaler

Zubereitung

1. Den Kürbis waschen, halbieren, entkernen und das Fruchtfleisch in kleine Würfel schneiden.
2. Die Tomaten trocken tupfen, klein schneiden und den Sellerie waschen, klein hacken.
3. Würzöl in einer großen Pfanne erhitzen und die vorbereiteten Zutaten darin andünsten. Die Hälfte der Brühe angießen, aufkochen und etwa 5 Minuten köcheln lassen, salzen und pfeffern.
4. Den Backofen auf 200° vorheizen.
5. Die Béchamelsauce zubereiten, mit Salz, Pfeffer und Muskat würzen.
6. Eine Auflaufform einfetten. Die Lasagneplatten und das Gemüse abwechselnd schichten. Die restliche Brühe angießen, die Béchamelsauce darüber gießen und mit Käse bestreuen.
7. Im Backofen auf mittlerer Schiene ca. 30 Minuten backen. In den ersten 15 Minuten mit einer Alufolie abdecken.

Zubereitung ca. 40 Minuten.

Lachslasagne

Zutaten für 6 Personen

400 g Lachsfilet
Salz, Pfeffer
1 Packung tiefgefrorener Blattspinat
Salz, Muskatnuss
2 EL Sahne
250 g Fetakäse
Zutaten für die Béchamelsauce
20 Lasagneplatten
100 g Mozzarella

Zubereitung

1. Den Lachs kalt abbrausen, trocken tupfen, in kleine Würfel schneiden, salzen und pfeffern.
2. Den aufgetauten Blattspinat ausdrücken, mit Salz und Muskat würzen und die Sahne unterheben.
3. Den Fetakäse in Würfel schneiden.
4. Die Béchamelsauce nach Rezept zubereiten.
5. Den Backofen auf 200° vorheizen.

6. Die Auflaufform ausfetten, zuerst eine Schicht Béchamelsauce einfüllen, dann Lasagneplatten einlegen, den Blattspinat auf die Nudeln legen und Fetawürfel darüber streuen. Danach eine Schicht Lasagneplatten, dann Béchamelsauce und Lachsstücke einlegen. Diesen Vorgang so oft wiederholen, bis alle Zutaten verbraucht sind.

7. Den Mozzarella in Scheiben schneiden und die Lasagne damit belegen.

8. Die Lasagne im Backofen auf mittlerer Schiene 45 Minuten backen. In den ersten 30 Minuten mit Alufolie abdecken.

Zubereitungszeit ca. 60 Minuten.
Dazu passen grüne Salate.

Lachsnudelpfanne

Zutaten für 4 Personen

400 g Farfalle
Salz
400 g Lachsfilet
1 Bund gehackter Bärlauch
4 gelbe Möhren
1 Zucchini
180 g Blattspinat
2 EL Olivenöl
Salz, Pfeffer
150 ml alkoholfreier Weißwein
4 EL Sahne
1 TL gekörnte Brühe
1 TL süßer Senf

Zubereitung

1. Die Nudeln in Salzwasser ca. 12 Minuten kochen.
2. Den Lachs abbrausen, trocken tupfen und würfeln.
3. Die Möhren und die Zucchini waschen, putzen und in Scheiben schneiden, Spinat putzen und waschen.
4. In einer großen Pfanne Öl erhitzen und den Lachs darin kurz anbraten. Das Gemüse zugeben, mit anbraten, Spinat und Bärlauch zusammenfallen lassen. Mit Salz, Pfeffer und gekörnter Brühe abschmecken, Wein angießen und alles ca. 8 Minuten ziehen lassen.
5. Dann Sahne und Senf einrühren und abschmecken.
6. Die Nudeln abgießen, zum Lachs geben und mit Dill garnieren.

Zubereitungszeit ca. 50 Minuten.

Schinkennudeln mit Ei

Zutaten für 4 Personen
4 l Wasser
3 TL Salz
350 g beliebige Nudeln
250 g gekochter Schinken
1 EL Butter
4 Eier
2 Msp. Salz
Pfeffer
1/2 Bund gehackte Petersilie

Zubereitung

1. Die Nudeln in Salzwasser ca. 10 Minuten garen.
2. Inzwischen den Schinken in kleine Würfel schneiden.
3. Die Butter in einer großen Pfanne erhitzen und den Schinken unter Wenden anbraten.
4. Die Eier verquirlen, mit Salz und Pfeffer würzen.
5. Die gegarten Nudeln abschütten, abschrecken, zum Schinken geben und unter Wenden 5 Minuten heiß werden lassen.
6. Die Eier darüber geben und stocken lassen und die gehackte Petersilie darüber streuen.

Zubereitungszeit ca. 25 Minuten. Dazu schmecken frische Salate. Nach der 6. Woche kann auch Tomatensauce dazu serviert werden.

Spaghetti Neptun

Zutaten für 4 Personen
500 g küchenfertige Meeresfrüchte
1 Stange Sellerie
1 Bund gehackter Bärlauch
50 ml Olivenöl
100 ml alkoholfreier Weißwein
200 ml Brühe
200 ml Sahne
2 EL Orangengelee
1 TL Kurkuma
2 Lorbeerblätter
1 Zweig Thymian
Salz, Pfeffer
2 EL Apfelsaftkonzentrat
300 g Spaghetti

Zubereitung

1. Die Meeresfrüchte abbrausen und abtropfen lassen.
2. Sellerie und Bärlauch putzen und klein hacken.

3. Das Öl in einer großen Pfanne erhitzen, Sellerie andünsten, mit Wein ablöschen, Brühe und Sahne zugießen, den Bärlauch und das Orangengelee untermischen und ziehen lassen.
4. Kurkuma, Lorbeerblätter und Thymian untermischen und mit Salz, Pfeffer und Apfelsaftkonzentrat abschmecken.
5. Die Meeresfrüchte in die Sauce geben, 8–10 Minuten garen und die Kräuter entfernen.
6. Die Spaghetti in Salzwasser bissfest garen, abgießen und abtropfen lassen. Mit der Meeresfrüchtesauce mischen und sofort servieren.

Zubereitungszeit ca. 35 Minuten. Dazu schmeckt Eisbergsalat mit Früchten.

Spaghetti in Specksahne

Zutaten für 4 Personen

400 g Spaghetti
4 l Wasser
4 TL Salz
2 EL Butter
100 g Schinkenspeckwürfel
weißer Pfeffer
1/2 TL getrockneter Rosmarin
200 ml Sahne
1 TL gekörnte Brühe
1 Eigelb

Zubereitung

1. Die Spaghetti in Salzwasser bissfest kochen.
2. In der Zwischenzeit, Butter in einem Topf erhitzen, die Speckwürfel zugeben und kross braten lassen. Sahne, Brühe und Rosmarin zugeben und alles 5 Minuten köcheln lassen. Den Topf vom Ofen nehmen, etwas Sauce mit dem Eigelb verrühren und unter die Sauce geben. Nicht mehr kochen lassen, da das Eigelb sonst gerinnt.
3. Die Nudeln abschütten, abschrecken, auf einen vorgewärmten Teller anrichten, Specksahne darüber geben und mit krossen Speckwürfeln garnieren.

Zubereitungszeit ca. 25 Minuten. Dazu schmeckt ein gemischter Salat mit Joghurt-Kräutersauce besonders gut.

Spinatspätzle mit Käse

Zutaten für 4 Personen

375 g Mehl
50 ml Wasser
2 Eier
1 kleines Paket tiefgefrorener Spinat
$^1/_2$ TL Salz
1 Prise Muskat
4 l Wasser
2 TL Salz
250 g geriebener Emmentaler

Zubereitung

1. Den Backofen auf 100° vorheizen.
2. Das Wasser mit den Eiern und Salz mischen, das Mehl nach und nach dazugeben und alles zu einem weichen, aber nicht zu dünnflüssigem Teig verarbeiten.
3. Den Spinat ausdrücken, unter den Teig geben und mit Muskat würzen.
4. Das Wasser mit dem Salz zum Kochen bringen.
5. Mit einem Schöpflöffel Teig in ein Spätzlesieb geben, ihn ins sprudelnde Wasser drücken, aufwallen lassen, mit einer Schöpfkelle herausnehmen, antropfen lassen, in eine feuerfeste Form geben und mit Käse bestreuen.
6. Im Backofen warm stellen.
7. Diesen Vorgang so oft wiederholen, bis der Teig verarbeitet ist, den restlichen Käse darüber streuen und im Backofen schmelzen lassen.
8. In der Zwischenzeit kann man, je nach Geschmack, eine Käsesauce nach Rezept zubereiten.
9. Die Käsespätzle in der Form heiß servieren und Käsesauce dazu reichen.

Zubereitungszeit ca. 60 Minuten.
Dazu schmeckt Feldsalat mit krossen Speckwürfeln.
Nach der 12.–14. Woche 2 Zwiebeln in feine Ringe schneiden, in Butter braten und über die Käsespätzle geben.

Tagliatelle mit Brokkoli

Zutaten für 4 Personen
400 g Tagliatelle
4 l Wasser
3 TL Salz
1 EL Butter
350 g Brokkoli
2 EL Butter
100 ml Gemüsebrühe
Pfeffer
50 g gehobelter Parmesankäse

Zubereitung

1. Die Nudeln in Salzwasser bissfest kochen lassen.
2. Den Brokkoli putzen, waschen und in kleine Röschen teilen.
3. Butter in einer Pfanne zerlassen, den Brokkoli hinein geben, 5 Minuten anbraten, Brühe zugießen und etwas einkochen lassen. Mit Salz und Pfeffer abschmecken.
4. Die Nudeln abschütten, abschrecken und in der restlichen Butter schwenken. Anschließend zum Brokkoli geben und mischen.
5. Auf einem Teller anrichten und den gehobelten Parmesankäse darüber geben.

Zubereitungszeit ca. 45 Minuten.

Grießauflauf mit Kirschen

Zutaten für 4 Personen
1/2 l Milch
1 Msp. Salz
175 g Grieß
5 Tropfen Zitronenöl
200 g Kirschen
30 g Butter
2 Eier
80 g Zucker
3 TL Butter für die Auflaufform und zum Belegen

Zubereitung

1. Milch und Salz in einem hohen Topf zum Kochen bringen, Grieß einstreuen und zu einem Grießbrei kochen lassen. Vom Herd nehmen und ankühlen lassen.
2. Die Kirschen waschen und entsteinen.
3. Die Butter weich werden lassen und die Eier trennen.
4. Butter, Eigelbe und Zucker schaumig rühren.

5. Den Backofen auf 200° vorheizen.
6. Den Grießbrei löffelweise unter die Eigelbmasse heben.
7. Die Eiweiße zu steifem Schnee schlagen und unter die Grießmasse ziehen.
8. Eine Auflaufform mit Butter ausstreichen, die Grießmasse schichtweise mit den Kirschen in die Form füllen, glatt streichen, mit Butterflöckchen belegen und im Backofen auf der unteren Schiene 60 Minuten backen.

Zubereitungszeit ca. 70 Minuten. Dazu schmeckt Kirschsauce, Schokolade- oder Vanillesauce besonders gut.

Gemüsereispfanne mit Lachs

Zutaten für 4 Personen

200 g Reis
400 ml Wasser
1 TL Salz
1/4 TL Kurkuma
1 EL Butter
180 g Möhren
200 g Brokkoli
200 g grüner Spargel
2 EL Butter
250 g Lachsfilet
75 g Gemüsebrühe
Salz, Pfeffer

Zubereitung

1. Reis in Salzwasser und Kurkuma 15 Minuten bei geringer Hitze garen.
2. Möhren, Brokkoli und den grünen Spargel putzen, waschen und in kleine Teile schneiden. Den Lachs in Streifen schneiden.
3. Butter in einer Pfanne erhitzen, Gemüse darin andünsten, Lachsstreifen dazugeben und kurz mit dünsten, mit Brühe ablöschen und zugedeckt 5 Minuten weiter dünsten. Mit Salz und Pfeffer abschmecken.
4. Den Reis in Butter schwenken und unter das Gemüse mischen, evtl. mit Kurkuma abschmecken.

Zubereitungszeit ca. 30 Minuten.

Milchreis

Zutaten für 4 Personen

250 g Rundkornreis
1 1/4 l Milch
1 Msp. Salz
5 Tropfen Zitronenöl
1/4 Vanilleschote
2 EL Zucker
2 EL Butter
Zum Bestreuen:
1 EL Zucker
2 Msp. Zimt

Zubereitung

1. Den Reis in einem Sieb waschen, bis das Wasser klar bleibt.
2. Milch, Salz und die aufgeschnittene Vanilleschote mit dem Reis unter ständigem Rühren zum Kochen bringen. Den Reis dann bei sehr milder Hitze 30 Minuten ausquellen lassen und nicht umrühren.
3. Die Vanilleschote entfernen, das Zitronenöl unterrühren und alles in einer Schüssel anrichten.
4. Die Butter zerlassen und den Reis begießen.
5. Zimt und Zucker mischen und gesondert reichen.

Zubereitungszeit ca. 40 Minuten. Dazu schmecken Kompott, gedünstete Früchte in Butter mit Fruchtsauce, Schoko- oder Vanillesauce.

Reisauflauf mit Aprikosen

Zutaten für 4 Personen

1 l Milch
1 Msp. Salz
250 g Rundkornreis
5 Tropfen Zitronenöl
1 kleine Dose Aprikosenhälften
2 Eier
4 EL + 2 EL Butter
4 EL Zucker

Zubereitung

1. Die Milch mit dem Salz erhitzen, den gewaschenen Reis zugeben und unter Rühren aufkochen lassen. Dann bei sehr milder Hitze zugedeckt ausquellen lassen, mit Zitronenöl mischen und abkühlen lassen.
2. Den Backofen auf 200° vorheizen.

3. Die Aprikosen aus der Dose abtropfen lassen und den Saft auffangen.
4. Die Eier trennen, Butter, Eigelbe und Zucker schaumig schlagen und den Reis untermischen.
5. Die Eiweiße zu steifem Schnee schlagen und unter den Reisbrei ziehen.
6. Eine Auflaufform buttern, Reisbrei und Aprikosenhälften schichten, wobei die unterste und oberste Schicht Reisbrei sein soll. Die oberste Schicht so über die Aprikosen streichen, dass die Kuppen noch herausschauen.
7. Die restliche Butter in Flöckchen auf den Auflauf setzen und den Auflauf auf mittlerer Schiebeleiste 45 Minuten backen.

Zubereitungszeit ca. 70 Minuten.

Alles vom Ei

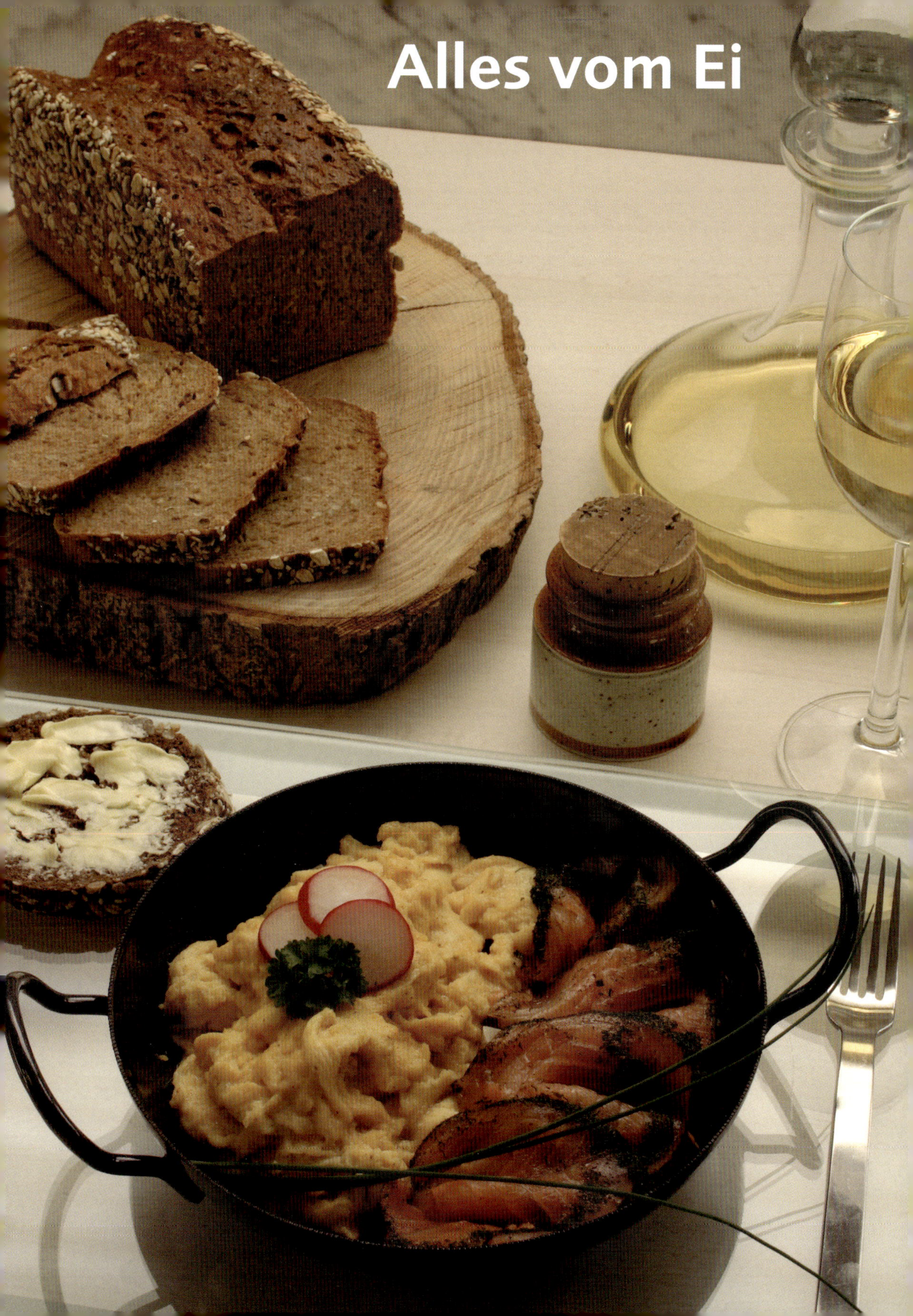

Ei-Happen mit Salat und Schinkenwürfeln

Zutaten für 4 Personen

4 Eier
80 g Schinkenwürfel
$^1/_2$ Bund gehackte Petersilie
8 Scheiben Toastbrot
1 EL Butter
Salz
einige Salatblätter

Zubereitung

1. Eier in 10 Minuten hart kochen, kalt abschrecken und pellen.
2. Inzwischen Schinkenwürfel in einer Pfanne knusprig auslassen.
3. Die Petersilie waschen, bis auf ein paar Stängel zum Garnieren fein hacken und mit dem Schinken mischen.
4. Das Toastbrot goldbraun rösten, je 2 Kreise ausstechen und den Rest würfeln. Die Eier längs in Scheiben schneiden.
5. Die Toastkreise mit Butter bestreichen, leicht salzen und mit Salat und Ei belegen. Die Schinkenmischung darüber streuen und mit Petersilie und Brotwürfeln garnieren.

Zubereitungszeit ca. 20 Minuten.

Eierpfannkuchen mit Marmelade

Zutaten für 4 Personen

4 Eier
$^1/_8$ l Milch
1 Prise Salz
150 g Mehl
2 EL Butter
Für die Füllung
160 g Marmelade
5 Tropfen Rumaroma
2 EL Puderzucker

Zubereitung

1. Eier, Milch und Salz verquirlen und das Mehl löffelweise unterrühren, bis der Teig zähflüssig ist. Gegebenenfalls noch etwas Milch zufügen. Den Teig 30 Minuten ruhen lassen.
2. Das Bratfett portionsweise bei mittlerer Hitze in der Pfanne erhitzen und nach und nach 8 dünne Pfannkuchen braten. Dafür je-

weils $1/8$ des Teiges mit einem Schöpflöffel in die Pfanne gießen, diese anheben und leicht drehen, damit sich der Teig gleichmäßig verteilt.

3. Wenn die Masse stockt und die Oberfläche nur noch leicht glänzt, mit einem Pfannenwender leicht anheben und nur wenden wenn die Unterseite knusprig gebraten ist.

4. Den Pfannkuchen auf einen Deckel gleiten lassen und ihn dann mit einem Schwung vom Deckel in die Pfanne stürzen.

5. Die frisch gebackenen Pfannkuchen auf einer Platte warm halten.

6. Die Marmelade mit dem Puderzucker und Rumaroma verrühren, die Pfannkuchen bestreichen, aufrollen und mit Puderzucker bestäuben.

Zubereitungszeit ca. 40 Minuten.

1. Variante, Eierpfannkuchen mit Himbeeren gefüllt

Die Pfannkuchen nach dem Rezept vorbereiten. 250 g Himbeeren verlesen, mit einem Esslöffel Zucker mischen und etwas erwärmen. Den Pfannkuchen damit füllen, umschlagen und mit Puderzucker bestreuen.

2. Variante, Eierpfannkuchen mit Beerenquark (Beerentopfen)

1. Die Pfannkuchen nach dem Rezept vorbereiten.

2. Für die Füllung je 200 g Johannisbeeren, Erdbeeren und Brombeeren verlesen, kurz abbrausen, abtropfen lassen und mit 2 EL Zucker mischen.

3. $1\,1/2$ Tassen Milch erwärmen und in einer Schüssel mit 500 g Magerquark (Magertopfen), 80 g Zucker, 1 Packung Vanillezucker und 5 Tropfen Zitronenöl glatt rühren und vorsichtig unter die Beeren mischen.

4. Den Backofen auf 180° vorheizen.

5. Die Pfannkuchen zur Hälfte mit Quarkcreme bestreichen, zusammenklappen und in eine Auflaufform dachziegelförmig schichten.

6. Im Backofen auf mittlerer Schiene 10 Minuten überbacken.

7. Den Puderzucker darüber sieben und die Pfannkuchen servieren.

Zubereitungszeit ca. 50 Minuten.

Kaiserschmarrn

Zutaten für 4 Personen

4 Eier
$1/_2$ l Milch
1 Msp. Salz
250 ml Mehl
2 EL Butter
2 EL Puderzucker

Zubereitung

1. Die Eier trennen. Die Eigelbe mit Salz und Milch verquirlen und das Mehl löffelweise unterrühren. Die Eiweiße steif schlagen und unter die Teigmasse heben.
2. Butter in einer Pfanne zerlassen, die Teigmasse hineingeben und bei milder Hitze stocken lassen, mit einem Teigwender umdrehen und mit einer Gabel zerpflücken.
3. Den Schmarrn anrichten und Puderzucker darüber sieben.

Bratzeit 20 Minuten.
Dazu schmeckt Apfelmus besonders gut.

Variante, Kirschmichel

1. Den Schmarrnteig nach dem Rezept zubereiten. 500 g entkernte Kirschen untermischen und in eine gefettete Auflaufform geben.
2. Den Backofen auf 200° vorheizen.
3. Auf der mittleren Schiene 40 Minuten backen anschließend mit Puderzucker bestäuben.

Zubereitungszeit ca. 50 Minuten.
Den Kirschmichel mit Vanillesauce servieren.

Pikanter Kuchen mit Eiern

Nach der 6. Woche

Zutaten für 4 Personen

Für den Teig
125 g Mehl
1 TL Salz
125 g Magerquark (Magertopfen)
125 g Butter
Fett und Semmelbrösel für die Form

Für die Füllung
4 hart gekochte Eier
4 Tomaten
Salz, Pfeffer
je 1 TL gehackter Oregano und Basilikum
1 kleines Glas Sardellenfilets
125 g geriebener Butterkäse
2 Eier
100 ml Sahne

Zubereitung

1. Mehl, Salz, Quark und Butter zu einem glatten Teig verarbeiten. Diesen in eine Folie schlagen und im Kühlschrank 1 Stunde ruhen lassen.
2. Den Teig 2–3 cm dick ausrollen. Die Springform mit Butter einfetten und mit Semmelbröseln ausstreuen, den Teig einlegen, an den Rändern hochziehen und mit einer Gabel mehrmals einstechen.
3. Den Backofen auf 175° vorheizen.
4. Die Eier und die Tomaten in Scheiben schneiden. Auf den Teig verteilen und dabei mit Salz, Pfeffer und Kräutern bestreuen.
5. Die Sardellenfilets abspülen, trocken tupfen, klein hacken und darauf verteilen.
6. Eier und Käse verquirlen und über den Kuchen gießen.
7. Im Backofen auf mittlerer Schiene ca. 30 Minuten backen.

Zubereitungszeit ca. 50 Minuten. Dazu schmecken grüne Salate.

Omelette

Zutaten für 2 Personen
4 Eier
2 Msp. Salz
1 TL Zitronensaft
1 EL Butter

Zubereitung

1. Eier, Salz und Zitronensaft leicht schaumig rühren.
2. 1/2 TL Butter in einer Pfanne zerlassen, die Hälfte der Eiermasse hineinschöpfen und bei milder Hitze unter ständiger Bewegung der Pfanne, damit die Unterseite braun wird, sich aber nicht festsetzt. Wenn die Oberseite fest geworden ist das Omelett auf einen Teller gleiten lassen, warm stellen und das andere Omelette schnell

backen, je nach Bedarf füllen und zuklappen.

Zubereitungszeit ca. 20 Minuten. Als Beilagen für ungefüllte Omelettes eignen sich Karotten, junger Spinat, Spargel oder frischer Salat.

1. Variante, Kräuteromelette

1 Bund Petersilie, 2 Stängel Dill, 4 frische Rosmarinblätter und 1 Stängel Estragon abbrausen, abtropfen lassen und fein schneiden. Das Omelette wie beschrieben zubereiten, die Kräuter untermischen und nach dem Rezept weiter verarbeiten.
Passende Beilagen sind Tomatensauce, Weißbrot und frischer Salat.

2. Variante, Käseomelette

Anstelle der Kräuter 50 g geriebenen Käse unter die Eiermasse ziehen und die Omelettes braten. 50 g Käse mit gehackter Petersilie mischen, über die Omelettes streuen, diese zuklappen und servieren.

3. Variante, Schinkenomelette

1. 200 g gekochten Schinken in sehr kleine Würfel schneiden.
2. Die Omelettes wie beschrieben zubereiten, die Hälfte des Schinkens untermischen, die Omelettes braten, mit dem restlichen Schinken belegen, zuklappen und zugedeckt in einer Pfanne erwärmen.

Dazu schmeckt frischer Salat.

Gefüllte Schaumomelettes

Zutaten für 2 Personen

4 Eier
4 EL kaltes Wasser
40 g Zucker
1 EL Zitronensaft
1 EL Butter
1 EL Puderzucker
Für die Füllung
100 g Himbeeren
1 EL Zucker
1 Spritzer Himbeergeist
geschlagene Sahne

Zubereitung

1. Die Himbeeren verlesen, kalt abbrausen, abtropfen, mit Zucker mischen und mit Himbeergeist aromatisieren.
2. Die Eier trennen, die Eiweiße mit dem Wasser steif schlagen.

Die Eigelbe mit Zucker und Zitronensaft schaumig rühren, bis sich der Zucker gelöst hat. Die Eiermasse unter den Eischnee heben.
3. Butter in einer Pfanne erhitzen, die Hälfte des Teiges einfüllen und das Omelette zugedeckt bei milder Hitze braten, bis die Luftbläschen an der Oberseite zerplatzt sind und die Teigoberfläche fest geworden ist.
4. Die Teigunterseite prüfen, ob sie goldbraun ist, dann das Omelette auf einen Teller gleiten lassen.
5. Mit der Hälfte der Himbeeren belegen, die zweite Hälfte darüber klappen und mit Puderzucker bestäuben.

Zubereitungszeit ca. 30 Minuten.

Senf-Eier

Zutaten für 4 Personen

8 Eier
2 EL Butter
2 EL Mehl
1/4 l Fleischbrühe
3 EL Senf
100 ml Sahne
je 1 Msp. Salz, Pfeffer

Zubereitung

1. Die Eier in 10 Minuten hart kochen, abschrecken, pellen und der Länge nach halbieren.
2. Butter in einem Topf zerlassen, das Mehl hineinstreuen, unter Rühren goldgelb braten. Die Fleischbrühe zugießen, verrühren und 15 Minuten bei milder Hitze kochen lassen, ab und zu umrühren.
3. Die Sahne und den Senf unterrühren, mit Salz und Pfeffer abschmecken.
4. Die halbierten Eier einlegen und 5 Minuten ziehen lassen.

Zubereitungszeit ca. 25 Minuten.
Dazu schmecken Kartoffelpüree, Salzkartoffeln und grüne Salate.

Rühreier

Zutaten für 4 Personen
8 Eier
4 EL Mineralwasser
$^1/_2$ TL Salz
Pfeffer
1 EL Butter

Zubereitung

1. Die Eier in einer Schüssel aufschlagen, mit Wasser, Salz und Pfeffer verquirlen.
2. Butter in einer Pfanne zerlassen, die Eiermasse hinein geben, etwas stocken lassen und mit einem Holzspatel leicht bewegen.
3. Die Rühreier sollen großflockig, weich und glänzend sein.

Zubereitungszeit 10 Minuten.

Schmeckt zu Vollkornbrot, Spinat und Kartoffeln.

1. Variante, Rühreier mit Kräutern

1–2 Esslöffel Petersilie oder getrockneten, zerriebenen Majoran unter die Eiermasse geben und dann die Rühreier wie beschrieben weiter zubereiten.
Diese Variante passt gut zu Spargelgerichten.

2. Variante, Rühreier mit Schinken

125 g rohen Schinken in kleine Würfel schneiden, in der Butter kurz anbraten, die verquirlten Eier dazu geben und stocken lassen.
Rühreier mir Schinken schmecken besonders lecker wenn sie warm auf gebuttertem Schwarzbrot mit frischem Salat serviert werden.

Rührei mit Räucherlachs

Zutaten für 4 Personen

50 g Butter
8 Eier
4 EL Creme double
200 g geräucherter Lachs, gehäutet und zerteilt
2 EL gehackte Petersilie und Basilikum
4 salzige Muffins, ersatzweise halbierte Brötchen
1 EL Butter
Salz und Pfeffer

Zubereitung

1. Butter in einer Pfanne erhitzen, die Eier verquirlen, dazu geben und unter langsamem Rühren stocken lassen.
2. Bevor das Ei vollständig gestockt ist, die Creme double, den klein geschnittenen Lachs und die Kräuter einrühren und vorsichtig untermischen. Das Rührei dabei nicht übergaren.
3. Unterdessen die Muffins oder Brötchen von beiden Seiten toasten. Nach Wunsch mit Butter bestreichen und jeweils 2 Muffinshälften auf 4 Teller verteilen.
4. Das Rührei auf den Muffins verteilen, mit Petersilie bestreuen und mit Salz und Pfeffer abschmecken.

Zubereitungszeit ca. 30 Minuten.

Schlemmen mit Quark und Käse

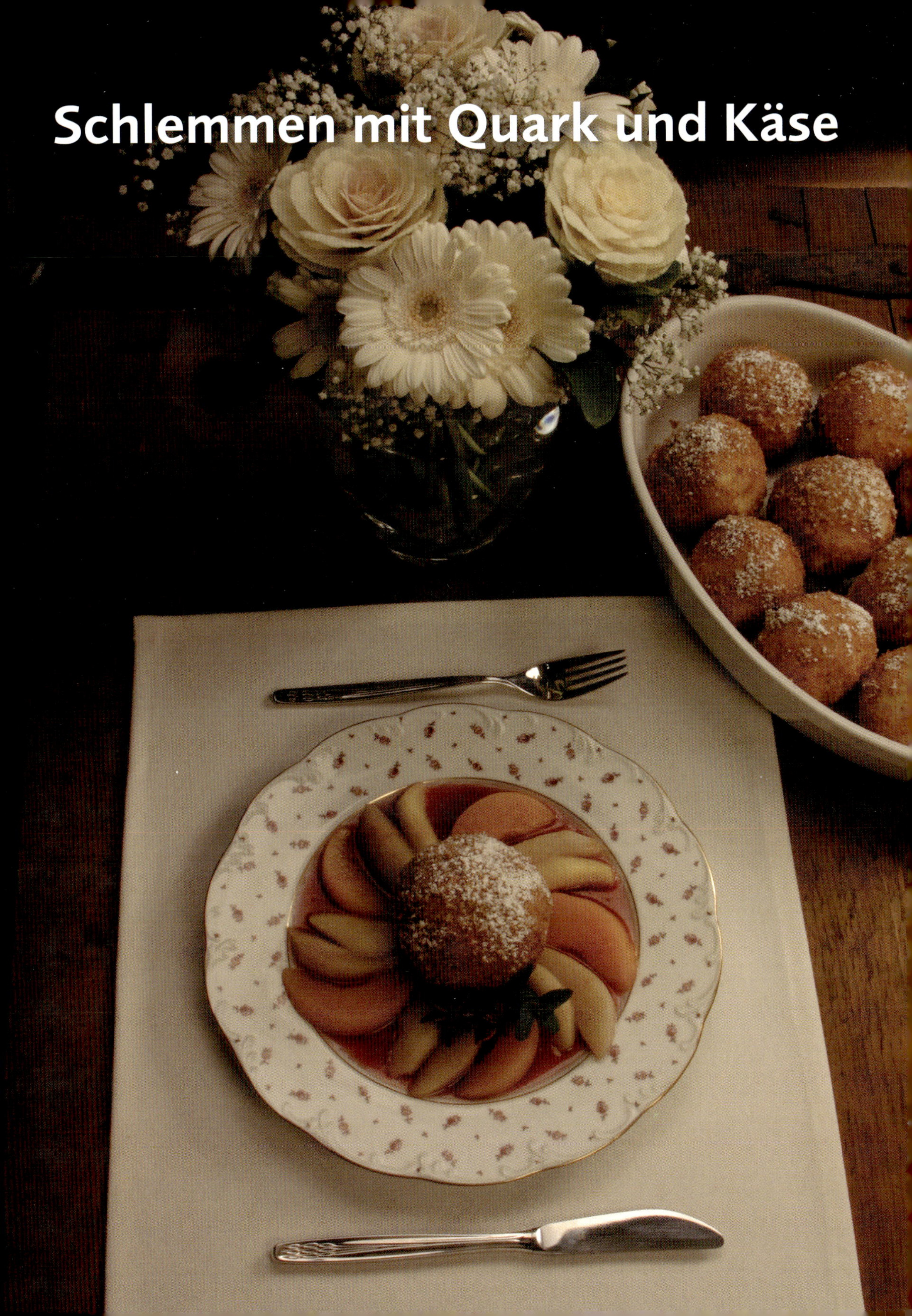

Käseauflauf

Zutaten für 4 Personen

1 EL Butter
1 EL Mehl
1/8 l Milch
4 Eier
100 g Emmentaler
1 Msp. Salz, Pfeffer und Muskatnuss
1 TL Butter

Zubereitung

1. Den Backofen auf 200° vorheizen.
2. Eine Auflaufform mit Butter ausstreichen.
3. Die Butter in einem Topf zerlassen, das Mehl einstreuen und rühren bis eine glatte Masse entstanden ist.
4. Die Milch zugießen, unter Rühren zum Kochen bringen und einige Male aufwallen lassen.
5. Den Topf vom Herd nehmen und abkühlen lassen, die Sauce dabei einige Male umrühren.
6. Die Eier trennen, die Eigelbe nach und nach in die Sauce geben, den Käse unterrühren und mit Salz und Pfeffer abschmecken.
7. Die Eiweiße zu steifem Schnee schlagen und vorsichtig unterziehen.
8. Die Masse in die Auflaufform geben und auf der mittleren Schiene etwa 30 Minuten im Backofen backen.

Zubereitungszeit ca. 40 Minuten. Dazu schmecken grüne Salate oder gedünsteter Spinat.

Käse-Krabben-Soufflé

Zutaten für 4 Personen

1/2 l Milch
90 g Butter
120 g Mehl
je 1 Prise Salz, Pfeffer und ger. Muskatnuss
6 Eier
140 g Krabben
100 g ger. mittelalter Gouda
100 g ger. Emmentaler
1 EL Butter
40 g Semmelbrösel

Zubereitung

1. Die Milch erwärmen, Salz, Pfeffer und Muskatnuss einrühren.
2. Backofen auf 180° vorwärmen.
3. Butter in einen Topf schmelzen, Mehl einstreuen und rühren, bis eine glatte Masse entstanden ist. Die Milch nach und nach dazugeben und so lange unter Rühren kochen lassen, bis sich die Masse vom Boden löst. Danach abkühlen lassen.
4. Die Eier trennen und das Eiweiß zu steifem Schnee schlagen.
5. Die Eigelbe nach und nach sowie den Käse löffelweise in die Masse rühren. Den Eischnee und die Krabben zuletzt unterheben.
6. Die Auflaufform mit Butter ausstreichen und mit Semmelbröseln ausstreuen.
7. Die Soufflémasse einfüllen und auf der mittleren Schiene in 50 Minuten goldgelb backen. 8. Den Backofen in dieser Zeit nicht öffnen.
9. Das Soufflé sofort in der Form servieren.

Backzeit ca. 50 Minuten.
Dazu schmeckt grüner Salat.

Kräuterquark (Kräutertopfen)

Zutaten

$^1/_2$ Tasse Sahne
250 g Quark (Topfen)
1 Becher Schmand
$^1/_2$ TL Salz
1 Prise Pfeffer
je 1 Bund Petersilie und Bärlauch
1 Stängel Thymian
1 Bund Radieschen

Zubereitung

1. Quark, Schmand, Sahne, Salz und Pfeffer schaumig rühren.
2. Die Kräuter putzen, waschen, fein hacken und unter den Quark heben.
3. Die Radieschen waschen, putzen, halbieren und in feine Scheiben schneiden.
4. Mit dem Kräuterquark servieren.

Zubereitungszeit ca. 30 Minuten.
Passt besonders gut zu Pellkartoffeln, Folienkartoffeln, gebratenem Fleisch und Fisch oder als Brotaufstrich.

Quarkauflauf mit Äpfel (Topfenauflauf)

Zutaten für 3–4 Personen

3 Eier
5 EL Zucker
500 g Magerquark (Magertopfen)
1 Prise Salz
70 g Grieß
1/2 Packung Backpulver
500 g Äpfel
1 EL Butter
3 EL Semmelbrösel

Zubereitung

1. Zucker und Eier mit dem Salz schaumig schlagen.
2. Den Grieß mit dem Backpulver mischen, zum Eierschaum geben und gut verrühren.
3. Den Magerquark hinzufügen und mit einem Schneebesen vorsichtig unterheben.
4. Den Backofen auf 180–200° vorheizen.
5. Eine Auflaufform einfetten und mit Semmelbröseln ausstreuen.
6. Die Äpfel schälen, entkernen und in feine Spalten schneiden.
7. Die Spalten zur Quarkcreme geben und vorsichtig unterheben.
8. Die Quarkmasse in die Auflaufform füllen, glatt streichen und im Backofen 50–60 Minuten goldbraun backen.

Zubereitung ca. 70 Minuten.
Die Äpfel können je nach Jahreszeit gegen andere Obstsorten ausgetauscht werden.

Quarkklöße mit Honig (Topfenknödel)

Zutaten für 4 Personen

90 g Butter
1 Packung Vanillezucker
1/2 Fläschchen Zitronenaroma
1 Prise Salz
200 g Quark (Topfen)
100 g Toastbrot
50 g Semmelbrösel
1 TL Zimt
2 EL Honig
2 EL Apfelsirup
2 EL Himbeersirup
400 g verschiedene Früchte (Äpfel, Birnen, Pfirsiche)
2 EL Butter

Zubereitung

1. 40 g weiche Butter, Vanillezucker, Zitronenaroma und 1 Prise Salz schaumig rühren.
2. Quark, Eier und Mehl dazu geben und zuletzt das Brot untermengen. Die Teigmasse für etwa 60 Minuten kalt stellen.
3. Kleine Klößchen formen und diese in leicht siedendem Salzwasser 10 Minuten garen.
4. Die Semmelbrösel in 50 g Butter anrösten, mit Zimt und Zucker mischen, die Klöße darin wälzen.
5. Honig, Apfelsirup und Himbeersirup erhitzen.
6. Apfel, Birne und Pfirsich schälen, entkernen und in Spalten schneiden. Butter in einer Pfanne schmelzen und die Obstspalten darin gar dünsten. Mit dem Sirup mischen und auf einem Teller anrichten. Die Klöße darauf geben.

Zubereitungszeit ca. 45 Minuten.

Quarksoufflé (Topfensoufflé)

Zutaten für 4 Personen

1 TL Butter
1 Bund Petersilie
500 g Quark (Topfen)
$^1/_4$ l Milch
2 Eier
$^1/_2$ TL Salz
1 Prise Pfeffer

Zubereitung

1. Den Backofen auf 200° vorheizen.
2. Eine große Auflaufform mit Butter ausstreichen.
3. Die Petersilie waschen und klein hacken.
4. Quark, Milch und Eier cremig rühren, mit Salz und Pfeffer würzen und die Petersilie dazu geben.
5. Die Quarkmasse in die Auflaufform füllen, auf der unteren Schiene 60 Minuten im Backofen backen und das fertige Soufflé sofort servieren.

Zubereitungszeit ca. 70 Minuten. Als Beilagen schmecken grüne Salate.

Ramequin

Zutaten für 4 Personen

12 Toastbrotscheiben
250 g Emmentaler
3 Eier
$^1/_2$ l Milch
$^1/_2$ TL Salz
je 1 Msp. Pfeffer und ger. Muskatnuss

Zubereitung

1. Den Backofen auf 200° vorheizen.
2. Eine flache Auflaufform mit Butter ausstreichen.
3. Die Weißbrot- und Käsescheiben abwechselnd dachziegelartig in die Form legen.
4. Die Eier mit der Milch verquirlen, mit Salz, Pfeffer und Muskatnuss würzen und über die Scheiben gießen.
5. Auf der mittleren Schiene 30 Minuten im Backofen backen und in der Form heiß servieren.

Zubereitungszeit ca. 40 Minuten. Dazu schmeckt grüner Salat mit Joghurtdressing.

Toast Hawaii

Zutaten für 4 Personen

2 Filets (Schwein oder Putenbrust)
Salz, Pfeffer, Zucker
2 EL Butter
8 Scheiben Toastbrot
2 EL Butter
4 TL alkoholfreier Weißwein
Pfirsichscheiben aus der Dose
4 Scheiben Raclettekäse

Zubereitung

1. Butter in einer Pfanne erhitzen. Die Filets salzen, pfeffern und mit Zucker bestreuen, von allen Seiten anbraten und in Alufolie einwickeln.
2. Die Brote toasten, von einer Seite mit Butter bestreichen und je 2 Toasts auf Alufolie dachziegelartig legen.
3. Die Filets in Scheiben schneiden und auf die 4 Portionen verteilen.
4. Den Wein darüber träufeln, mit Pfirsichscheiben belegen und zum Schluss mit Käse bedecken.
5. Die Brote im Backofen 4–5 Minuten überbacken. Auf einem Teller anrichten und sofort heiß servieren.

Zubereitungszeit ca. 30 Minuten.

Das Wochenbettbrot

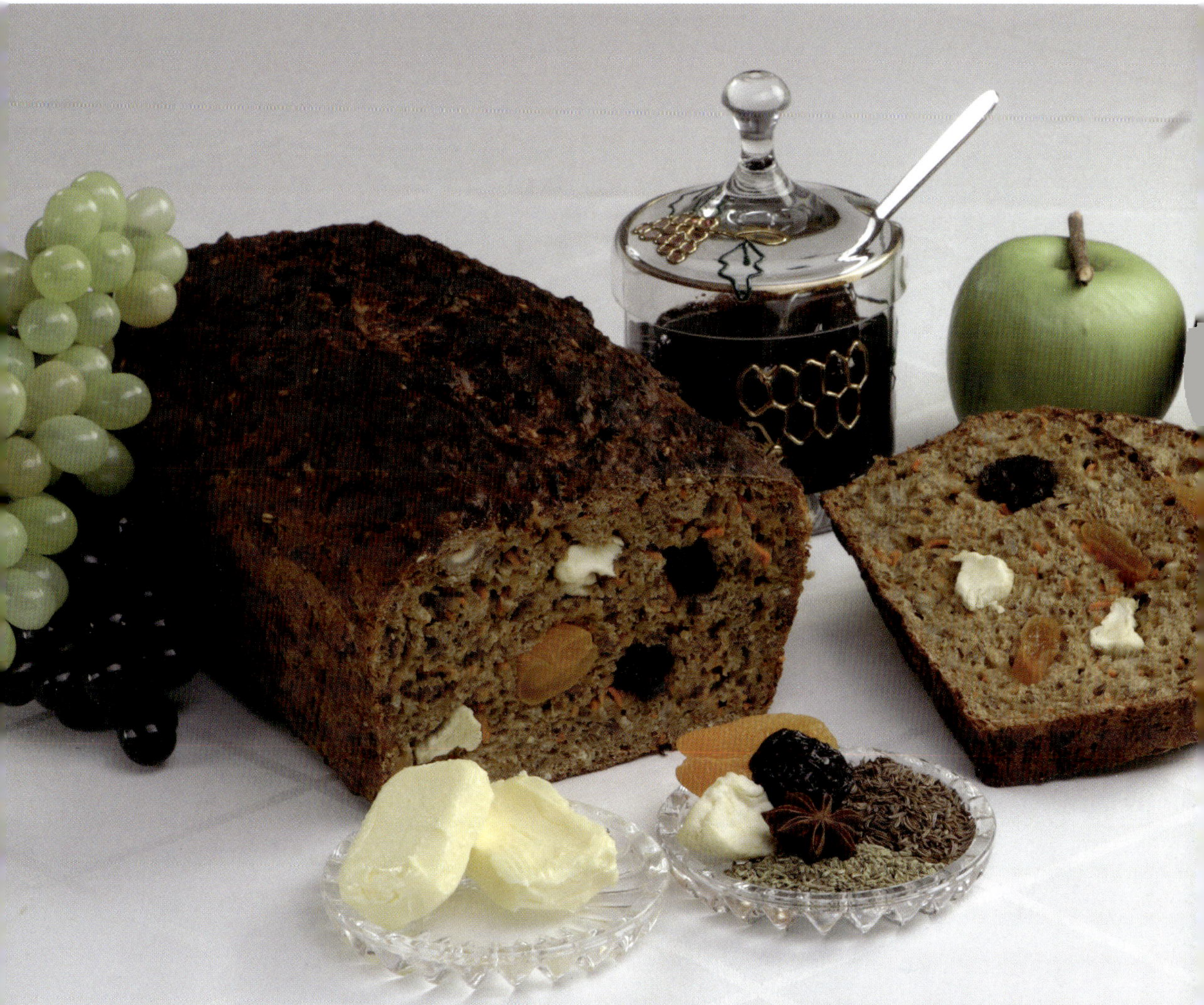

Wochenbettbrot

Schon in der Jahrhundertwende des vorigen Jahrhunderts wurde das Wochenbett ernst genommen. Die junge Mutter hütete die ersten Wochen das Bett und verließ erst nach sechs Wochen das Haus. Während dieser Zeit bekam sie besonders zubereitete Speisen, damit sie sich von der Geburt erholen konnte und das Stillen gut in Gang kam. Zu diesen Speisen gehörte auch das Wochenbettbrot. Eine einfache Zubereitung habe ich hier entwickelt, da in die ersten Wochen Ihr Baby die größte Aufmerksamkeit und Zuwendung braucht.

Zutaten

1000 g einer guten Vitalbrotfertigmischung mit Hefe
400 g geriebene Möhren
200 g klein geschnittene Trockenpflaumen
200 g klein geschnittene Trockenaprikosen
200 g getrocknete Apfelstücke
jeweils einen halben TL gemahlenen Fenchel, Kümmel und Anis
1 Msp. Kardamom und Koriander.

Zubereitung

1. Die Backmischung in eine Schüssel geben, Möhren, Trockenobst und Gewürze hinzufügen. Alles gut vermischen und nach der Backanleitung zubereiten und backen.
2. Wasser und Hefe müssen nicht erhöht werden.

Zubereitungszeit ca. 90-120 Minuten.
Verwandte helfen sicher gerne dabei, das Brot zu backen. Es schmeckt besonders gut, wenn es nur mit Butter bestrichen ist.

Apfelbrot

Zutaten

1 kg einer guten Vitalbrotmischung
750 g Boskopäpfel
3 EL braunen Zucker
2 TL Zimt
1 TL Butter

Zubereitung

1. Die Vitalbrotmischung wie in der Anleitung beschrieben zubereiten und zugedeckt nach Vorschrift gehen lassen.
2. Die Äpfel raspeln, mit Zucker und Zimt vermischen, ziehen lassen und unter den gegangenen Teig kneten.
3. Die Kastenform mit der Butter ausreiben, den Teig einfüllen und wie beschrieben nochmals gehen lassen.
4. Den Backofen nach Angabe vorheizen und das Brot, wie beschrieben, backen.

Kartoffelbrot

500 g gekochte Kartoffeln
250 ml warmes Wasser
1 Würfel Hefe
2 TL Zucker
500 g Mehl
2 TL Salz

Zubereitung

1. Die gekochten Kartoffeln durch eine Kartoffelpresse drücken.
2. Wasser mit Hefe und Zucker verrühren und 10 Minuten beiseite stellen.
3. Mehl und Salz in eine Schüssel geben, das Hefewasser hinzufügen und kräftig kneten bis der Teig Blasen wirft.
4. Danach die lauwarmen Kartoffeln hinzugeben, den Teif gut verarbeiten und bei Zimmertemperatur 30 Minuten gehen lassen.
5. Eine große Kastenform mit Butter einfetten, den Teig noch einmal kneten und in den Kasten einfüllen, dann nochmals 20 Minuten gehen lassen.
6. Den Backofen auf 200° vorheizen, eine Tasse Wasser mit auf den Rost stellen. Das Brot dazu stellen und goldbraun backen.

Kürbisbrot

350 g Kürbis
50 ml Wasser
1 Würfel Hefe
2 EL Honig
500 ml Mehl
1 TL Salz
50 g Butter
2 EL Milch

Zubereitung

1. Den Kürbis schälen, entkernen, würfeln und mit dem Wasser zu Mus kochen.
2. Das lauwarme Kürbismus mit Honig und der Hefe in einer großen Schüssel mischen.
3. Mehl, Butter und Salz hinzufügen und kräftig kneten, bis der Teig Blasen wirft.
4. Den Teig zugedeckt an einem warmen Ort 30 Minuten gehen lassen, bis sich der Teig verdoppelt hat.
5. Ein Backblech mit Backpapier auslegen.
6. Nach dem Ruhen den Teig noch einmal kneten, zu einem Laib formen und diesen auf das Blech setzen, mit Milch bestreichen und nochmals 20 Minuten gehen lassen.
7. Den Backofen auf 180–200° vorheizen, eine Tasse Wasser in den Ofen stellen, das Brot dazugeben und goldbraun backen.

Stillkugeln

Das Kolostrum der Muttermilch enthält durchschnittlich 4% Lactose, bei der reifen Muttermilch liegt der Lactosegehalt bei bis zu 7%. Darum sollte die Mutter genügend Kohlenhydrate zu sich nehmen, damit ihr Blutzuckerspiegel konstant bleibt und sie nicht während des Stillens unterzuckert.
Sollte es das wirklich einmal passieren und man nimmt Zucker zu sich, der schnell den Blutzuckerspiegel erhöht, schüttet die Bauchspeicheldrüse sofort Insulin aus, um ihn zu senken. Dadurch erzielt man dann den Effekt, dass der Blutzuckerspiegel noch weiter sinkt.

Besser ist es, Kohlenhydrate zu sich zu nehmen, die langsam den Blutzuckerspiegel ansteigen lassen und bei „Heißhunger" während des Stillens helfen.

Zutaten

300 g Vollkornreis
1 kg Getreide (Weizen, Gerste und Hafer zu gleichen Teilen)
350 g Butter
300 g Honig
1 Glas Wasser

Zubereitung

1. Den Vollkornreis waschen und bissfest kochen
2. Das Getreide in einer Pfanne anrösten.
3. In einer Schüssel Reis, Getreide, Butter, Honig und Wasser verkneten.
4. Kleine Kugeln mit ca. 2 cm Durchmesser formen.

Die Kugeln sind im Kühlschrank in einem geschlossenen Behälter einige Wochen haltbar, wenn die Kühlkette nicht lange unterbrochen wird.

Wichtig: Bei der Zubereitung immer Butter verwenden, denn sie verhindert, dass die Kohlenhydrate zu schnell ins Blut gehen und der Blutzuckerspiegel schnell in die Höhe schießt.

Süßer Stuten

1 Päckchen Trockenhefe
500 g Mehl
150 g Milch
100 g Zucker
75 g Butter
2 Eier
1 TL Salz

Zubereitung

1. Die Trockenhefe nach Anleitung auf dem Päckchen anrühren und gehen lassen.
2. Mehl, Zucker, Butter, Eier, Salz und Milch in eine Schüssel geben, die Hefe darüber verteilen und alles so lange kneten, bis sich der Teig vom Schüsselrand löst. Zuge-

deckt etwa 45 Minuten an einem warmen Ort gehen lassen.

3. Eine Kastenform einfetten, den Teig noch einmal kneten, in die Form füllen und nochmals 30 Minuten gehen lassen.

4. Den Backofen auf 200° vorheizen.

5. Das Brot in Längsrichtung in der Mitte einkerben und im Backofen 60 Minuten backen.

Genussvolles für Naschkatzen

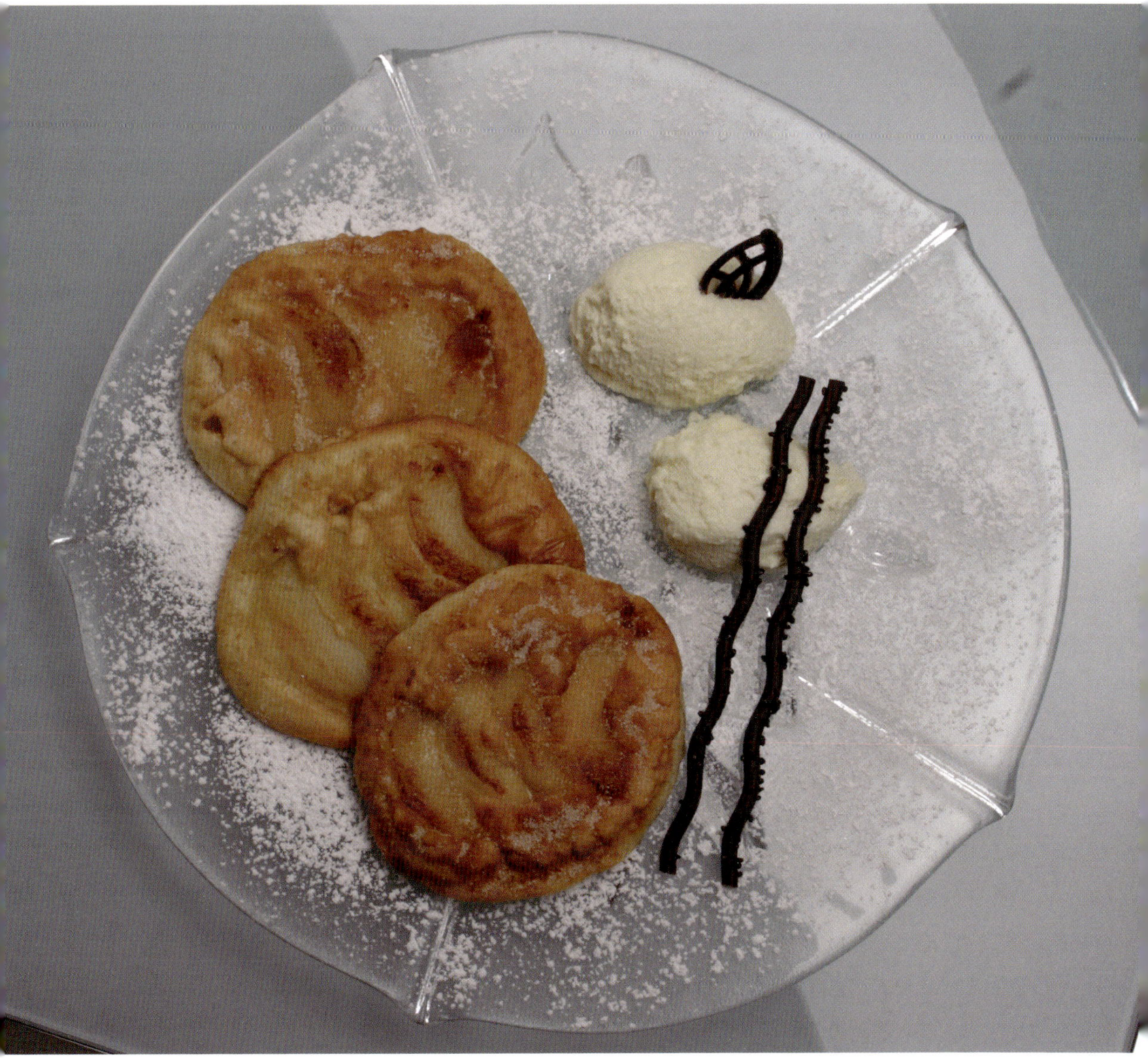

Apfelkompott

Zutaten für 4 Personen
$^1/_4$ l Wasser
2–3 EL Zucker
1 Stück Zitronenschale
$^1/_4$ Zimtstange
500 g Boskopäpfel

Zubereitung

1. Wasser, Zucker, Zitronenschale und Zimtstange zum Kochen bringen.
2. Inzwischen die Äpfel waschen, schälen, achteln, das Kerngehäuse ausschneiden und die Äpfel in den kochenden Sud geben.
3. Diese zugedeckt 5–10 Minuten kochen lassen. Die Apfelstücke sollen beim Kochen nicht zerfallen.
4. Die Zitronenschale und die Zimtstange entfernen und gegebenenfalls das Kompott mit Zucker abschmecken.
5. In eine Schüssel füllen und kalt stellen.

Zubereitungszeit ca. 30 Minuten.

Passt gut zu Kartoffelpuffer, Grießbrei und Milchreis und Himmel und Erde.

1. Variante, Aprikosenkompott

Die Haut von 500 g Aprikosen abziehen, die Früchte halbieren und die Steine auslösen. 2 Steine aufschlagen, die Kerne entnehmen und mit ins Wasser geben. Das Kompott wie im Rezept beschrieben zubereiten, danach die Kerne entfernen und mit Vanillezucker abschmecken.

2. Variante, Birnenkompott

Anstelle der Äpfel 500 g Birnen verwenden und dann wie beschrieben zubereiten.

3. Variante, Pfirsichkompott

Das Wasser zum Kochen bringen, die Pfirsiche 2–3 Minuten hineinlegen, herausnehmen, mit kaltem Wasser abbrausen und die Haut abziehen. Die Früchte halbieren, den Stein auslösen und das Fruchtfleisch in den kochenden Sud legen. Wie beschrieben garen und am Ende mit Vanillezucker abschmecken.

4. Variante, Sauerkirschkompott

500 g Sauerkirschen gründlich waschen, die Stiele abzupfen und die Früchte entsteinen. Den Sud wie beschrieben zubereiten, aber 4–6 EL Zucker nehmen. Die Kirschen 10 Minuten garen, jedoch so, dass diese nicht zerfallen. Wenn nötig mit Zucker abschmecken.
Mein Tipp: Geben Sie die Früchte zu einem Mischkompott.

Apfelschaum

Zutaten für 6 Personen
500 g Boskopäpfel
1 Tasse Wasser
4 EL alkoholfreier Weißwein
2 EL Zucker
2 EL Aprikosenmarmelade
1 EL Butter
Für die Creme:
1/2 Packung farblose Gelatine
4 EL Wasser
2 Eier
1 Eigelb
1 EL Zucker
1/2 l Sahne

Zubereitung

1. Die Äpfel wie beim Apfelkompott beschrieben zubereiten, jedoch 10–15 Minuten garen lassen, bis die Äpfel zerfallen sind.
2. Zucker, Marmelade und Butter zugeben und rühren, bis eine cremige Masse entstanden ist.
3. Die Gelatine in einem Topf mit dem Wasser anrühren und quellen lassen
4. Wasser für das Wasserbad erhitzen.
5. Das Eigelb und dem Zucker in einem Topf schaumig rühren, ins Wasserbad stellen und weiter rühren, bis eine dicke Masse entstanden ist
6. Den abgekühlten Apfelbrei löffelweise unter die Creme rühren.
7. Die Gelatine erwärmen, bis sie gelöst ist und die Apfelcreme nach und nach unterrühren. Das Gemisch in den Kühlschrank stellen bis sich ein Gelierrand bildet.
8. Die Sahne steif schlagen, unter die Apfelcreme rühren und 1 Std. zum Gelieren in den Kühlschrank stellen.
9. Die übrige Sahne dazu reichen.

Zubereitungszeit ca. 30 Min.

Vanille-Äpfel

Zutaten für 4 Personen

Für die Äpfel

1/2 l Wasser

2–3 EL Zucker

1 EL Weißwein

1/2 Stange Zimt

4 kleine Boskopäpfel

4 TL Beerenmarmelade

Für die Vanillecreme

1 Ei

1 EL Zucker

1/2 Vanilleschote

1 gehäufter EL Speisestärke

1/2 l Milch

1 Eiweiß

2 TL Beerenmarmelade

Zubereitung

1. Wasser, Zucker, Wein und die Zimtstange zum Kochen bringen. Die Äpfel waschen, schälen und das Kerngehäuse ausstechen. Sie unzerteilt in den kochenden Sud geben und bei milder Hitze zugedeckt etwa 15 Minuten garen lassen
2. Die Äpfel aus dem Kochsud heben, abtropfen lassen und in kleinen Schalen anrichten, die mit einer Beerenmarmelade ausgestrichen sind.
3. Das Ei trennen und das Eigelb mit dem Zucker schaumig rühren. Die Vanilleschote aufschlitzen, das Mark herauskratzen und mit der Speisestärke und der Milch zur Schaummasse geben und bei milder Hitze zum Kochen bringen. Den Topf danach vom Herd nehmen.
4. Das Eiweiß sehr steif schlagen und nach und nach, esslöffelweise zur heißen Creme geben.
5. Die Vanillecreme über die Äpfel gießen und mit Beerenmarmelade verzieren.

Zubereitungszeit ca. 30 Min.

Beerentopf mit Sahnequark (Sahnetopfen)

Zutaten für 4 Personen
400 g gemischte, tiefgefrorene Beeren
3 EL Zucker
Für den Quark:
500 ml Magerquark (Magertopfen)
1 Becher Sahne
2 EL Zucker
1 Packung Vanillezucker

Zubereitung

1. Die Beeren mit Zucker mischen und auftauen lassen.
2. Den Magerquark mit Sahne, Zucker und Vanillezucker zu einer glatten Creme verrühren.
3. Die Beeren vorsichtig unterrühren und im Kühlschrank kalt stellen.

Zubereitungszeit ca. 20 Minuten.
Mein Tipp: Beeren je nach Geschmack gegen andere Obstsorten austauschen.

Charlotte Malakoff

Zutaten für 6 Personen
250 g Löffelbiskuits
2 Packungen farblose Gelatine
$^1/_8$ l Wasser
4 Eier
40 g Kakaopulver
$^1/_2$ l Milch
125 g Zucker
1 Packung Vanillezucker
$^1/_4$ l Sahne
2 TL Zucker
2 EL Kirschen

Zubereitung

1. Den Rand einer Springform auf eine Tortenplatte legen.
2. Die Löffelbiskuits an einem Ende 1 cm abschneiden und die Abschnitte aufbewahren. Die Löffelbiskuits aufrecht nebeneinander um den inneren Rand aufstellen. Den Boden der Platte ebenfalls mit Biskuits belegen.
3. Die Gelatine 10 Minuten quellen lassen.
4. Die Eier trennen, Eigelbe mit Kakaopulver, Milch, und Vanillezucker in einem Topf, bei milder

Hitze cremig rühren. Die Gelatine unter Rühren in der Creme auflösen und abgekühlt in den Kühlschrank stellen, bis sich ein Rand gebildet hat.
5. Die Eiweiße und die Sahne steif schlagen, die Hälfte der Sahne, die Biskuitabschnitte und den Eischnee unter die Creme ziehen.
6. Die fertige Creme in den Springformrand füllen und 2–3 Stunden im Kühlschrank erstarren lassen.
7. Die Kirschen waschen und entsteinen.
8. Den Springformrand abnehmen und die Charlotte Malakoff mit der Schlagsahne und den Kirschen verzieren.

Zubereitungszeit ca. 30 Min.

Erdbeerschnee

250 g Erdbeeren
75 g Zucker
1 Packung Vanillezucker
2 Eiweiße
5 Tropfen Rumaroma

Zubereitung

1. Die Erdbeeren waschen, deren Stiele abzupfen und sie in kleine Stücke schneiden. Mit Zucker und Vanillezucker mischen und 60 Minuten im Kühlschrank ziehen lassen.
2. Einige Erdbeerstücke zum Garnieren beiseite legen und die übrigen Erdbeeren pürieren.
3. Die Eiweiße zum Erdbeercreme geben und mit einem elektrischen Rührgerät zu einer dickschaumigen Creme schlagen, Rumaroma unterrühren.
4. Erdbeerschnee in hohe Bechergläser füllen und mit den Erdbeeren garnieren

Zubereitungszeit ca. 90 Min.

Gefüllte Bratäpfel

Zutaten für 4 Personen
4 große Boskopäpfel
4 Dominowürfel
1/2 TL Zimt
4 EL Butter
1 EL Mandeln
200 ml Apfelsaft

Zubereitung

1. Die Äpfel gründlich waschen, mit einem Apfelstecher Stiel, Blüte und Kerngehäuse entfernen.
2. Mit einem Messer die Apfelschale waagerecht einschneiden, damit die Äpfel nicht platzen.
3. Den Backofen auf 200° vorheizen.
4. Die Dominosteine in die Äpfel füllen, in eine Auflaufform stellen, den Apfelsaft angießen, Butterflöckchen auf die Äpfel legen und alles auf mittlerer Schiene ca. 30 Minuten goldbraun backen.
5. Mit Zimt bestäuben und heiß servieren.

Zubereitungszeit ca. 45 Min.
Dazu schmeckt Vanillesauce besonders gut.

Kirschdessert mit Krokant

Zutaten für 6 Personen
Für den Krokant:
90 g Zucker
4 EL Butter
150 g Haferflocken
Für das Dessert:
300 g Frischkäse mind. 60 %
150 ml Milch
90 g Zucker
1 Packung Vanillezucker
150 ml Sahne
1 Packung Sahnesteif
2 Gläser Sauerkirschen

Zubereitung

1. Die Sauerkirschen durch ein Sieb schütten und abtropfen lassen.
2. Für den Krokant Zucker bei schwacher Hitze und unter ständigem Rühren karamellisieren, danach Butter und Haferflocken einrühren. Den Zucker nicht zu dunkel werden lassen, da er dann bitter schmeckt.
3. Den Topf sofort vom Herd nehmen. Die Masse auf ein Backpa-

pier gießen, verstreichen und erkalten lassen. Den getrockneten Krokant in Stücke brechen.

4. Frischkäse, Milch, Zucker und Vanillezucker verrühren, bis eine glatte Masse entstanden ist.

5. Sahne mit Sahnesteif steif schlagen und mit dem Frischkäse mischen.

6. Frischkäsemasse schichtweise mit Sauerkirschen und Krokant in Gläser füllen und ca. 2 Stunden kühlen.

Zubereitungszeit ca. 25 Minuten.

Mousse au chocolat

Zutaten

100 g halbbittere Blockschokolade
2 EL Butter
3 Eier
3 EL Zucker

Zubereitung

1. Die Blockschokolade reiben, mit der Butter im Wasserbad oder bei sehr milder Hitze auf der Herdplatte schmelzen und etwas abkühlen lassen.

2. Die Eier trennen. Die Eigelbe mit 2 EL Zucker sehr schaumig rühren. Die Eiweiße mit dem restlichen Zucker zu sehr steifem Schnee schlagen.

3. Die Schokoladenmasse unter den Eigelbschaum ziehen und den Eischnee unterheben.

4. In einer Schüssel 60 Minuten im Kühlschrank fest werden lassen.

Zubereitungszeit ca. 90 Min.
Das Mousse au chocolat kann bis zu 24 Stunden zugedeckt im Kühlschrank aufbewahrt werden.

Obstsalat

Zutaten

1 EL Apfelsaftkonzentrat
2–3 EL Zucker
1/2 Packung Vanillezucker
5 Tropfen Rumaroma
2 säuerliche Äpfel
2 Birnen
1 Banane
125 g Brombeeren
125 g Himbeeren
4 Eiswaffeln

Zubereitung

1. Das Apfelsaftkonzentrat mit Zucker, Vanillezucker und Rumaroma mischen.
2. Das Obst waschen, putzen, schälen und in Stücke oder Scheiben schneiden. Die Beeren ganz unter das Obst mischen und schnell in die Sauce geben, sofort umrühren, damit die Äpfel nicht braun werden.
3. Den Obstsalat in Schälchen füllen und gekühlt mit einer Eiswaffel servieren.

Zubereitungszeit ca. 45 Min.

Oma Marias Apfelpfannkuchen

Dieses Apfelkuchenrezept ist ein lang gehütetes Rezept meiner Großmutter. Diese Apfelpfannkuchen liebten wir als Kinder besonders und auch heute essen wir sie noch immer gerne.

Zutaten

4 Boskopäpfel
4 Eier
knapp 1/2 l Milch
500 g Mehl
2 EL Zucker
1 Packung Vanillezucker
1 Msp. Salz
1 TL Backpulver
1/2 TL Kardamom
1/2 FL. Rumaroma
1/2 FL Zitronenaroma
Backfett

Zubereitung

1. Die Äpfel waschen, schälen und vierteln. Die Kerngehäuse auslösen und die Äpfel in Scheiben schneiden.
2. Die Eier schaumig rühren, Milch, Zucker, Vanillezucker,

Salz, Kardamom, das Rum- und das Zitronenaroma zugeben.
3. Das Mehl mit dem Backpulver mischen, nach und nach zu der Eiermilch geben und alles zu einem luftigen Teig rühren.
4. Backfett in einer Pfanne erhitzen, die Holzlöffelprobe machen (Wenn sich Bläschen am Löffel bilden, ist das Fett heiß genug.) und den Teig löffelweise ins Fett geben. Mit Apfelscheiben belegen und stocken lassen.
5. Wenn die Unterseite goldbraun ist, den Apfelpfannkuchen wenden und die Oberseite goldbraun backen.
6. Die fertigen Apfelpfannkuchen auf einem Küchenkrepp abtropfen lassen, mit Puderzucker oder Zimt und Zucker bestreuen und heiß servieren.

Zubereitungszeit des Teiges und der Äpfel ca. 45 Min.

Omelette en Surprise (Überbackenes Eis)

1/4 l Sahne
5 EL Puderzucker
1 Eigelb
1 Vanilleschote
1 TL Instant-Kaffeepulver
50 g Zartbitterschokolade
2 Eiweiße
100 g Zucker
125 g Löffelbiskuits
einige Kirschen

Zubereitung

1. Die Sahne mit dem Puderzucker steif schlagen und in 3 Portionen teilen.
2. Eine Portion mit dem Eigelb und dem Mark der Vanilleschote mischen und in eine große, flachen Schale füllen.
3. Die zweite Portion Sahne mit dem Instant-Kaffeepulver mischen und auf die Vanillesahne geben.
4. Die letzte Portion mit der geriebenen Schokolade und auf die Mokkaschicht streichen.
5. Die Eiscreme ins Gefrierfach stellen und 2–3 Stunden gefrieren lassen.
6. Wenn das Sahneeis gefroren ist, die Eiweiße mit dem Zucker zu steifem Schnee schlagen.
7. Den Backofen auf 200° vorheizen.

8. Das Eis auf eine feuerfeste Platte stürzen, die Seiten und die Oberfläche mit Löffelbiskuit bedecken, mit Eischnee bestreichen und mit Kirschen verzieren.

9. Die Omelettes im Bachofen überbacken, bis die Baisermasse goldgelb ist.

Zubereitungszeit ca. 3 Std.

Panna cotta

Zutaten für 4 Personen

750 ml Sahne
1 Vanilleschote
75 g Zucker
Schale einer Bio-Zitrone
5 Blatt Gelatine

Zubereitung

1. Die Sahne mit der aufgeritzten Vanilleschote, dem Zucker und der Zitronenschale aufkochen und etwa 15 Minuten köcheln lassen.
2. Die Mischung vom Herd nehmen, die Vanilleschote und die Zitronenschale herausnehmen und das Mark der Schote zur Sahne geben.
3. Die Gelatine in kaltem Wasser einweichen, ausdrücken und in der noch heißen Sahne auflösen.
4. Förmchen mit kaltem Wasser ausspülen, die Sahnecreme einfüllen und 5–6 Stunden im Kühlschrank fest werden lassen.
5. Mit einem spitzen Messer vorsichtig vom Rand lösen, kurz in heißes Wasser tauchen und dann auf einen Teller stürzen.

Zubereitungszeit der Creme ca. 30 Min.
Mit Fruchtsaucen oder pürierten Erdbeeren servieren.

Salat Exquisit

4 EL Salatmayonnaise
3 EL Joghurt
1 EL Sahne
2 Äpfel
1 Banane
1 kleine Dose Mandarinen
1/4 einer kleinen Sellerieknolle
1 EL ger. Meerrettich
Pfeffer

Zubereitung

1. Mayonnaise, Joghurt, Sahne und Pfeffer in einer Schüssel verrühren.
2. Die Äpfel waschen, schälen, vom Kerngehäuse befreien, dann in die Mayonnaise raspeln und untermischen.
3. Die Banane schälen, in Scheiben schneiden und unter die Apfelraspeln heben.
4. Die Mandarinen durch ein Sieb schütten und abtropfen lassen.
5. Den Sellerie schälen, fein reiben und mit dem Meerrettich unter den Salat rühren.
6. Die Mandarinen vorsichtig unterheben.
7. Den Salat zugedeckt 30 Minuten im Kühlschrank ziehen lassen.

Zubereitungszeit ca. 45 Min.

Rund um Küche und Keller

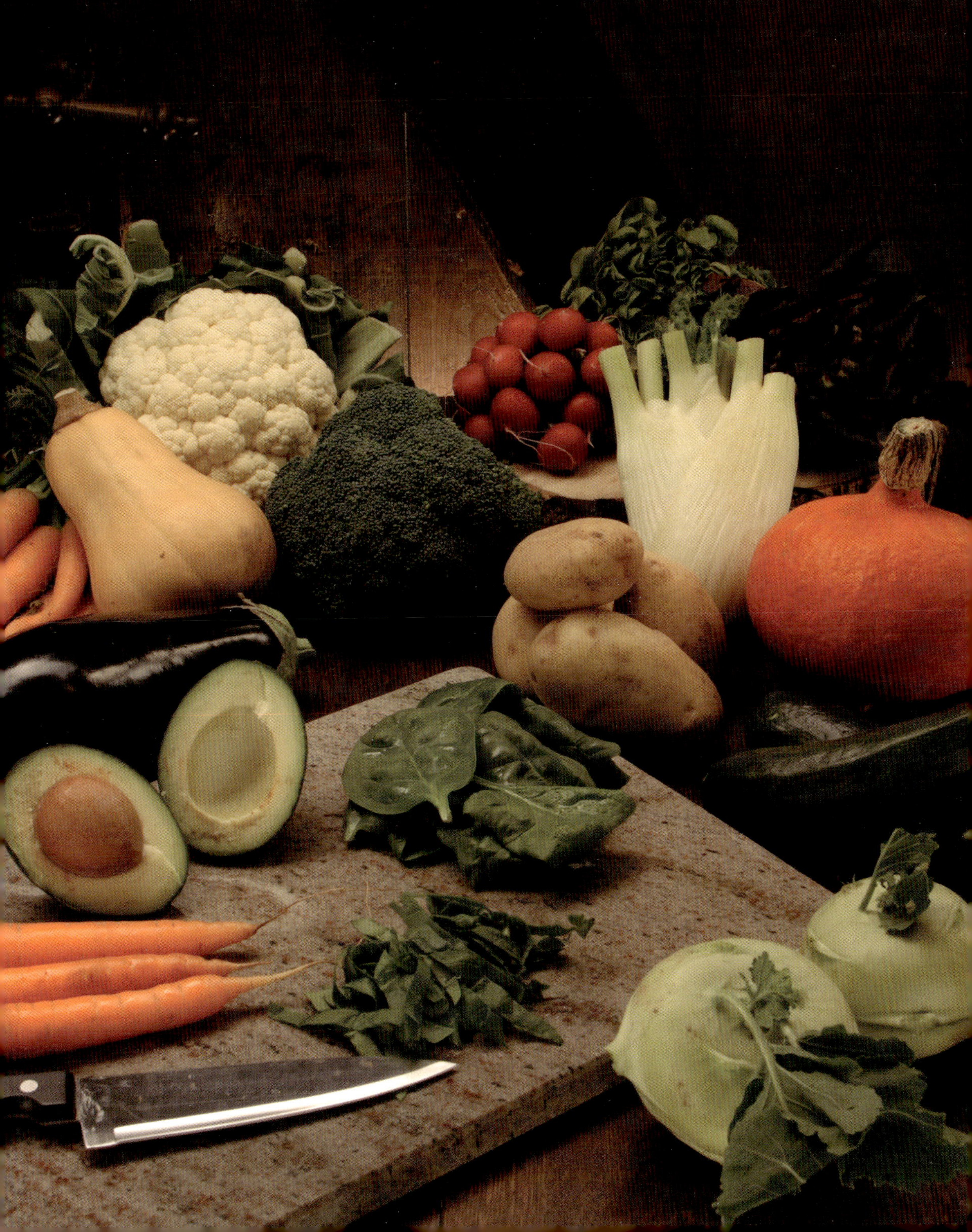

Rund um Küche und Keller

Lagerung von Lebensmitteln

- Obst und Gemüse dunkel, kühl und nicht zu lange lagern.
- Speiseöle und Fette trocken, dunkel und kühl z.B. in getönten Flaschen aufbewahren.
- Getreide, Zucker und Nährmittel trocken und kühl lagern.
- Bei Getreideflocken und Vollkornmehlen auf das Haltbarkeitsdatum achten. Die angefangenen Packungen schnell sowie frisch gemahlenes Vollkornmehl und frisch hergestellte Getreideflocken sofort verbrauchen.

Verarbeitung von Lebensmitteln

- Generell gilt: Nahrungsmittel so wenig wie möglich, aber so viel nötig be- und verarbeiten.
- Obst und Gemüse unmittelbar vor dem Verzehr oder vor dem Garen waschen und zerkleinern.
- Obst und Gemüse sollte stets unzerkleinert gewaschen und nicht im Wasser liegen gelassen werden.
- Gemüse mit möglichst wenig Wasser oder Wasserdampf und bei geschlossenem Topfdeckel garen.
- Wenn das Gemüse gekocht wird, das Kochwasser weiter verarbeiten.
- Speisen nicht zu lange warm halten und nicht mehrmals aufwärmen.
- Zubereiteten Vorrat direkt nach dem Erkalten der Speise einfrieren.

- Werden fertige Speisen im Kühlschrank gelagert, so müssen diese luftdicht verpackt sein, da sich unter dem Einfluss von Sauerstoff Nitrat in Nitrit verwandelt.

Maße, Gewichte und Abkürzungen

Abkürzungen

l	Liter	Msp.	Messerspitze
ml	Milliliter	St.	Stück
kg	Kilogramm	D	Dose
g	Gramm	gem.	gemahlen
TK	Tiefkühlkost	ger.	gerieben
EL	Esslöffel	getr.	getrocknet
TL	Teelöffel	geh.	gehackt

Mengenangaben

125 ml	1/8 l	1 Tasse	8 Esslöffel		
250 ml	1/4 l	1 Suppenteller	16 Esslöffel		
500 ml	1/2 l				
750 ml	3/4 l				
1000 ml	1 l	10 dl	100 cl	1000 ccm	1000 g
1 dl	100 ml	100 ccm			
5 ml	1 Teelöffel				
15 ml	1 Esslöffel	3 Teelöffel			
2 cl	4 Teelöffel	1 Schnapsglas			

Richtwerte für Maßangaben

	1 gestrichener EL wiegt	1 gestrichener TL wiegt
Stärkemehl	7 g	2 g
Zucker	12 g	5 g
Mehl	7 g	3 g
Butter	15 g	5 g
Milch	15 g	5 g
Öl	12 g	5 g
Paniermehl	6 g	2 g
Reis	15 g	5 g
Wasser	15 g	5 g
Salz	15 g	5 g
Backpulver	10 g	3 g
Grieß	12 g	4 g
Honig	30 g	10 g
Käse, gerieben	10 g	3 g
Kakao	6 g	2 g
Kräuter, gehackt	6 g	2 g
Mayonnaise	30 g	10 g
Puderzucker	10 g	3 g
Sahne	15 g	5 g

Kräuter und Gewürze

Küchenkräuter

Basilikum: Weiter Namen: Basilkraut, Josefskräutlein, Königskraut, Pfefferkraut
Verträgt sich gut mit: Dill, Estragon, Bärlauch, Petersilie, Pfeffer, Rosmarin
Wirkungen laut Naturheilkunde: beruhigend, schweißtreibend

Bärlauch: Weitere Namen: Wilder Knoblauch, Knoblauchrauke, Hexenzwiebel,

Waldherre: Verträgt sich gut mit allen frischen Kräutern.
Wirkungen laut Naturheilkunde: bei Atheriosklerose, Verdauungsstörung, Appetitlosigkeit, Blähungen und Durchfall, für Senkung des Blutdrucks und Cholesterinspiegels

Dill: Weitere Namen: Gurkenkraut, Kapernkraut
Verträgt sich gut mit allen frischen Kräutern
Wirkungen laut Naturheilkunde: appetitanregend, schmerzlindernd, gegen Übelkeit

Liebstöckel: Weitere Namen: Badekraut, Gebärmutterkraut, Lieberstöckel, Maggikraut
Verträgt sich gut mit: Bärlauch, Majoran, Zwiebel
Wirkungen laut Naturheilkunde: als Badezusatz, gegen Hautunreinheiten, als Tee gegen Bronchitis und Atembeschwerden, als Gewürz krampflösend, verdauungsfördernd

Majoran: Weiter Namen: Mairalkraut, Mairam, Maiwurzelkraut
Verträgt sich gut mit Thymian
Wirkungen laut Naturheilkunde: gegen Asthma, Husten, Magenkrämpfe

Oregano: Weitere Namen: Dost, Origano, Schusterkraut, wilder Majoran
Verträgt sich gut mit: Basilikum, Rosmarin und Thymian, jedoch nicht mit Majoran
Wirkungen laut Naturheilkunde: krampflösend, Kreislauf anregend, nervenstärkend

Petersilie: Weitere Namen: Bittersilche, Kräutel, Peterle, Peterling, Silk, Suppenwurzel
Verträgt sich gut mit allen anderen Kräutern
Wirkungen laut Naturheilkunde: krampflösend, Kreislauf anregend, nervenstärkend

Rosmarin: Weitere Namen: Brautkraut, Hochzeitsblümchen, Marienkraut, Meertau, Weihrauchkraut
Verträgt sich gut mit: Basilikum, Oregano, Thymian, Salbei
Wirkungen laut Naturheilkunde: krampflösend, Kreislauf anregend, nervenstärkend

Salbei: Weitere Namen: Muskatellerkraut, Königssalbei
Verträgt sich gut mit: Basilikum, Bärlauch, Minze, Pfeffer, Rosmarin
Wirkungen laut Naturheilkunde: entzündungshemmend, gegen Darm- und Magenstörungen, seine abstillende Wirkung hilft bei Milchstau

Thymian: Weitere Namen: Demut, Feldkümmel, Küchenwürze, Römischer oder Welscher Quendel
Verträgt sich gut mit: Bärlauch, Lorbeer, Muskat, Petersilie, Rosmarin, Salbei, Zwiebel
Wirkungen laut Naturheilkunde: desinfizierend, krampflösend, gegen Keuchhusten

Zitronenmelisse: Weitere Namen: Bienenkraut, Herztrost, Honigblume, Muttertee, Warzenkraut
Verträgt sich gut mit allen Kräutern
Wirkungen laut Naturheilkunde: Herzstärkend, gegen Migräne, Rheuma, Schlaflosigkeit, Übelkeit

Gewürze

Anis: Weitere Namen: Anais, Brotsamen, China-Anis, süßer Kümmel
Verträgt sich nicht mit anderen Gewürzen
Wirkungen laut Naturheilkunde: appetitanregend, gegen Bronchialkatarrh, Husten, Leibschmerzen; als Tee gegen Erkältungen; Bestandteil des Stilltees

Fenchel: Weitere Namen: Brotwürzkörner, Fenikel, Fennis, Finkel, Frauenfenchel

Verträgt sich gut mit: Dill, Knoblauch, Petersilie, Zwiebel. Getrockneter Fenchel ist vorwiegend ein Alleingewürz.
Wirkungen laut Naturheilkunde: gegen Erkrankungen der Luftwege, Magen- und Darmbeschwerden, Blähungen; Bestandteil des Stilltees.

Kardamom: Weitere Namen: Cardamom
Kardamom ist in vielen Gewürzmischungen enthalten. Man muss ihn schnell verbrauchen, da er sein Aroma schnell verliert.
Wirkungen laut Naturheilkunde: Herz- und Magen stärkend, verdauungsfördernd.

Kümmel: Weitere Namen: Feldkümmel, Fischkümmel, Karbei, gemeiner Kümmel, Wiesenkümmel
Verträgt sich gut mit Pfeffer, Anis, Fenchel
Wirkungen laut Naturheilkunde: appetitanregend, krampflösend, verdauungsfördernd, gegen Leberbeschwerden; Bestandteil des Stilltees.

Muskatnuss: Weitere Namen: Bandanuß, Suppennuß
Verträgt sich gut mit: Pfeffer und mit Kräutern von mildem Aroma.
Wirkungen laut Naturheilkunde: Herz- und Magen stärkend, Schlaf fördernd

Vanille: Verträgt sich gut mit Nelken, Rum, Zimt
Wirkung laut Naturheilkunde: nervenstärkend

Zimt: Weitere Namen: Caneel, Chinazimt, Ceylonzimt, Echter Zimt, Holzzimt, Kassia
Wirkungen laut Naturheilkunde: appetitanregend, Magen stärkend, verdauungsfördernd

Pannenhilfen

Missgeschicke passieren geübten Köchen ebenso wie Anfängern. Oft kann jedoch Versalzens entschärft, Zerbrochenes geleimt und Angebranntes neutralisiert werden.
Die folgenden Hilfestellungen zeigen Ihnen, wie Sie mit Pannen, die beim Kochen häufig vorkommen, die Situation retten können.

Angebrannte Speisen

Das Gargut sofort in einen anderen Topf schütten, alle angebrannten Stellen entfernen und die Speise mit frischem Kochsud fertig garen.

Zu Süßspeisen Fruchtsaucen oder Kompotte servieren, denn diese neutralisieren den Geschmack.

Braten ist verbrannt

Die schwarze Kruste anschneiden und den Braten noch einmal kurz braten oder übergrillen.

Wurde beim Braten die Garzeit überschritten, wodurch er zäh wird, ihn am besten mit Cognac oder Wodka übergießen und etwa 10 Minuten nach braten.

Bratensauce ist zu hell

Mit Zucker-Couleur färben, diese erhält man im Lebensmittelhandel.

Bratwürste sind geplatzt

Die geplatzten Würstchen häuten, in gleich große Stücke schneiden und in einer passenden Saucen servieren.

Butter ist zu hart

Eine Porzellanschüssel mit sehr heißem Wasser ausspülen, über die harte Butter stülpen und einige Minuten stehen lassen. Danach ist die Butter streichfähig.

Eier sind geplatzt

Die geplatzten Eier sofort aus dem Wasser nehmen, in Alufolie wickeln, erneut in kochendes Wasser geben und fertig kochen.

Eischnee wird nicht steif

Mit einigen Tropfen Zitronensaft oder 1 Msp. Salz steif schlagen.

Fisch zerfällt beim Kochen

Den Fisch von den Gräten lösen, in grobe Stücke schneiden, aus dem Sud eine passende Sauce zubereiten und die Stücke hinein geben.

Fleisch ist zu trocken oder zäh

Das trockene Fleisch in dünne Scheiben schneiden und kalt mit Remoulade servieren oder einen Fleischsalat zubereiten.

Fleischbrühe ist versalzen oder trübe

1–2 verquirlte Eiweiße einrühren, aufkochen lassen und die Brühe durch ein feines Haarsieb gießen. Die Brühe wird dadurch entschärft und klar.

Gelatinespeisen haben Klümpchen

Die Speise vorsichtig, bei milder Hitze und unter Rühren erwärmen, bis sie wieder flüssig ist, durch ein feines Sieb gießen und die Speise anschließend kalt stellen.

Gemüse ist welk

Welkes Gemüse ungeschält und unzerkleinert 20 Minuten ins Wasser legen, anschließend in ein feuchtes Tuch wickeln und noch einmal 20 Minuten ruhen lassen.

Mayonnaise ist geronnen

Ein frisches rohes Eigelb mit etwas Salz verrühren und tropfenweise 2 EL Öl zugeben, danach die geronnene Mayonnaise teelöffelweise unterrühren.

Pommes frites sind zu weich

Vor dem Servieren noch einmal kurz in sehr heißes Frittierfett tauchen.

Salate mit Mayonnaisesaucen sind zu dünn

1–2 hart gekochte Eier klein schneiden, unter den Salat heben und kurze Zeit durchziehen lassen. Die Eier saugen viel Flüssigkeit auf!

Suppen oder Saucen sind zu dünnflüssig

Mit angerührtem Mehl, Speisestärke oder Kartoffelpüreepulver binden.

Sauce oder Suppe hat Klümpchen

Durch ein feines Haarsieb gießen.

Speisen sind versalzen

Suppen oder Saucen mit Sahne oder Milch entschärfen oder 1 geschälte Kartoffel mit kochen lassen. Sind sie zu stark versalzen, 1/4 der Flüssigkeit abnehmen und die entsprechende Menge ersetzen.

Vom versalzenden Gemüse die Garflüssigkeit abgießen, das Gemüse heiß überbrausen und abtropfen lassen. Eine passende Sauce bereiten, das Gemüse zugeben und in der Sauce servieren.

Zwiebeln sind zu braun gebraten
Fleisch aus der Pfanne nehmen, die schwarzen Zwiebeln mit dem Fett wegschütten. Eine neue Zwiebel in frischem Fett anbraten, das Fleisch wieder einlegen und fertig braten.

Hilfreiche Adressen

Deutschland

BfHD – Bund freiberuflicher Hebammen
Deutschland e.V.
Geschäftsstelle
Kasseler Str. 1a
D-60486 Frankfurt/Main
info@geburtskanal.de

Bund Deutscher Hebammen
Geschäftsstelle
Gartenstr. 26
D-76133 Karlsruhe
Kontakt: info@bdh.de

Arbeitsgemeinschaft Freier Stillgruppen (AfS)
Bundesverband e.V.
Bornheimer Str. 100
D-53119 Bonn
www. afs-stillen.de

La-Leche Liga Deutschland e.V.
Gesellenweg 13
D-32427 Minden
beratung@lalechliga.de

Deutscher Verband für manuelle Therapie
Geschäftsstelle des DVMT e.V.
c/o DVMT Feuerhausstr. 3
D-82256 Fürstenfeldbruck
Kontakt @ dvmt.org
Internet www.dvmt.org

Österreich

Österreichisches Hebammen-Gremium

Postfach 438
A-1060 Wien
www.hebammen.at

VSLÖ – Verband der Still und Laktationsberaterinnen Österreich

Linndenstr. 29
A-2362 Biedermannsdorf
www.stillen.at

La Leche Liga Österreich

Postfach
A-6240 Rattenberg
www.lalecheliga.at
Eltern-Kind-Zentrum
Bergmannstr. 10
A-8010 Graz
info@ekiz-graz.at

Schweiz

Schweizerischer Hebammenverband

Zentralsekretariat
Flurstr. 29
CH-3000 Bern 22
www.hebamme.ch

BSS – Berufsverband Schweizerischer Stillberaterinnen

Postfach 686
CH-3000 Bern 25
www.stillen.ch
La Leche Liga Schweiz
Stillberatung
Postfach 197
CH-8053 Zürich
www.stillberatung.ch

Stichwortverzeichnis

A

B

C

D

E

F

G

H

I

J

K

L

M

N

O

P

Q

R

S

T

U

V

W

Z

Mein Leben als Storchentante

Mein Name ist Frauke Tiedemann, 1952 wurde ich in Holzwickede geboren. Mein Arbeitsleben begann ich mit einem Studium als Werbefachfrau und Innenarchitektin. Es machte mir Spaß, aber das i -Tüpfelchen fehlte. 1974, nach der Geburt meines Sohnes Dirk, fand ich meine Berufung: Ich entschied mich für eine Ausbildung zur Hebamme.
1977 bestand ich mein Staatsexamen und arbeitete seitdem in meinem Beruf, zuerst in verschiedenen Krankenhäusern in Deutschland und in der Schweiz, danach als freiberufliche Hebamme erst in Süddeutschland, und einige Jahre auf Norderney und seit 1997 bin ich nun in Unna und Umgebung tätig.
Meine jetzige Tätigkeit umfasst Vorsorge während der Schwangerschaft, Geburtsvorbereitungskurse, Schwangerenschwimmen, die Nachsorge nach der Geburt, Stillberatung, Rückbildungsgymnastik, sowie Ernährungsberatung während des Stillens und die Ernährung des Säuglings im zweiten Lebenshalbjahres.
Im Laufe meines freiberuflichen Wirkens wurde mir immer mehr die Wichtigkeit des Stillens bewusst. Ich lege meinen Schwerpunkt auf eine umfassende, adäquate Betreuung der stillenden Mutter bis zum Stillende.

Ihre *Frauke Tiedemann* http://www.hebamme-tiedemann.de

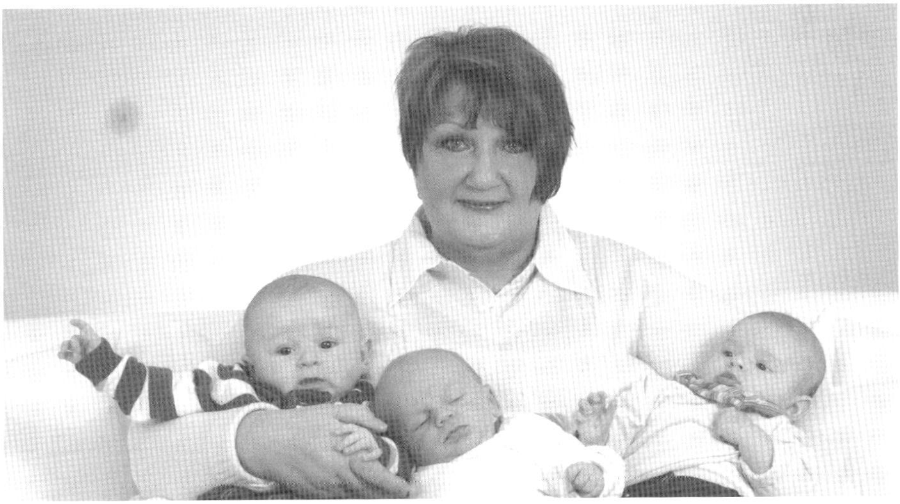

Der Fotograf

Die Bilder in dem Buch wurden arrangiert und fotografiert von **Dirk Tiedemann.**

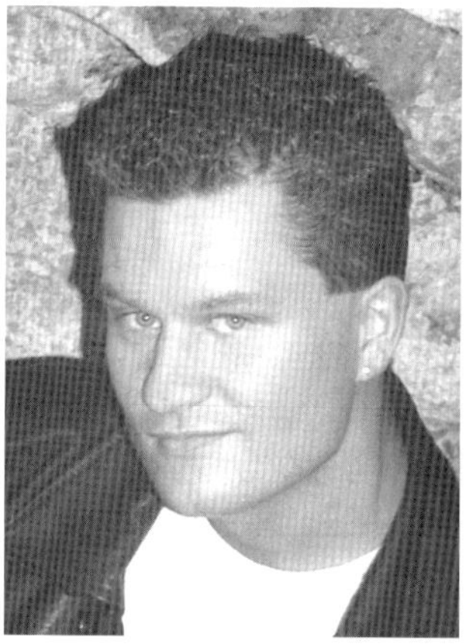

PhotoGraficArtDesign
Hauptstraße 57 A
56825 Gevenich

Tel: +49 (0) 2678 / 95 36 56
Mobil: +49 (0) 163 / 4 52 29 27

E-Mail: DTPhotodesign@@gmx.de

http://www.tiedemann-foto.de/

Nicole Aigner

Honigmilch für Mama

Mutter werden ist nicht schwer ...

Honigmilch beruhigt die Nerven – Ein Seelentröster für gestresste Mütter!

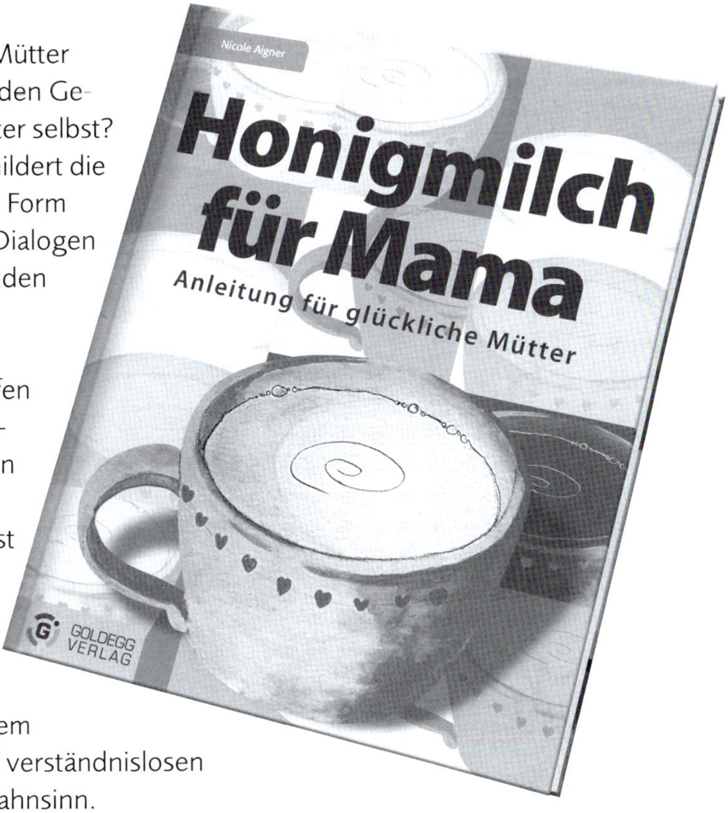

Es gibt tausende Ansprüche, die Mütter erfüllen müssen. Aber was ist mit den Gefühlen und Bedürfnissen der Mütter selbst? Liebenswürdig und humorvoll schildert die Autorin den Alltag einer Mutter in Form eines Tagebuchs. In den inneren Dialogen und zauberhaften Geschichten finden sich zahlreiche Mütter wieder.

Kleine „Milch & Honig-Tipps" helfen dabei, alles etwas lockerer zu nehmen. Schlaue Einkaufslisten zeigen Müttern, wie sie sich zwischendurch mit Kleinigkeiten auch selbst verwöhnen dürfen.

Von überraschenden Besuchen, Essen und Einkäufen mit quängelndem Kind, nörgelndem Mann, chaotischem Haushalt und verständnislosen Freunden – der normale Alltagswahnsinn.

GOLDEGG VERLAG

Br., 216 färbige, illustrierte Seiten
Format 17 x 21 cm
ISBN: 978-3-901880-02-5

Preis: 19,80 €

Bestellen Sie unter +43 (0) 1 505 43 76-30 oder per Fax: +43 (0) 1 505 43 76-20 oder unter verlag@goldegg-verlag.com